JN197520

会社では教えてもらえない

集中力がある人の
ストレス管理
のキホン

川野泰周 Kawano Taishu

すばる舎

はじめに

毎日なんとなくやる気が出ない……。

風邪を引きやすい……。

肩こりと頭痛がひどい……。

朝だるくて起きられない、夜なかなか眠れない……。


みなさん、こんな悩みはありませんか？

私の勤める心療内科クリニックには、心の悩みだけでなく、慢性的な体の症状を訴える方が日夜来院されています。

体調不良が続いたことがきっかけで、上司や同僚にすすめられて、しぶしぶ心療内科に来てみたら、実は心の問題があった。こういう方がとても多いのです。

私は精神科医であると同時に、禅僧として、企業や個人のみなさん向けに、坐禅や瞑想を用いて心を整える講座を多数開催してきました。

その中でも、企業の研修として心身を整えるためのマインドフルネス講座の講師を務めることが、近年とくに多くなっています。

こうしたセミナーを受講される会社員の方の中には、ご自身でも気づかぬうちに、「うつ」や「不安症状」といった、心の不調が生じている方が数多くいらっしゃいました。

ほうっておくと、「うつ病」や「適応障害」といった心の病に発展する危険性がある方も少なくありません。

ところが、そういった心の不調に気づいている人はほんのひと握りで、多くの人はご自身の心の疲れやストレスに「気づけないでいる」という現状を目の当たりにしました。

このような方々に共通して見られる性格傾向は、みなさん責任感が強く、ものすごく真面目だということ。

結果を出せるよう、上司の言うことを一生懸命に聞く。

他人と足並みをそろえて懸命に働く。

完璧主義で、自分の心身のことよりも周囲からの評価を重んじるため、どんなときも仕事を優先する。


その結果、心と体の異常をスルーしてしまうのです。

自分の嫌なことはやらない、仕事は最低限お金がもらえればいい、といったタイプの人はもともとメンタルを病むことは少ないでしょう。

一方で真面目な人はそれこそ身を粉にして働き、気がついたらつぶれてしまっているということが少なくないのです。

だからといって「みんな不真面目になりましょう」では、解決になりません。


この本を手に取ってくださった方は、きっと根が真面目で、毎日の生活にストレスを感じていたり、体調を崩しかけたりしている、もしくは心療内科や精神科に通院されたりしている方もいらっしゃるのではないかと思います。

ストレスをコントロールするにはまず、自分自身の状態に気づく、つまり「己を知る」ことが最初のステップです。

本書では自分自身の状態を的確に観察することができる、マインドフルネスや禅の考え方をベースに、みなさんの日々の仕事や日常で使える手法をお伝えしています。

そして、自己を見つめ直し、より良い人生を歩む足がかりにしていただきたいのです。

どのような方であっても、心身の状態が今よりもずっと楽になり、仕事や人間関係、ひいては人生そのものが、力を抜きながらもうまくいくように。やりがい、生きがいを持ってwell-being（幸せに生きること）を達成できるように。そんな願いを持って、私がこれまでに禅の修行やマインドフルネスの指導、あるいは十余年の精神科診療で培ってきた経験と知識を総動員して、この一冊を執筆させていただきました。

ストレスはどんな立場の人でも決して避けることのできないものですが、工夫次第、対処次第でマイナスではなく、「成長の糧」というプラスのものに変えていくことができます。

みなさんにとってこの本が、ご自身の歩んでこられた人生を温かな眼差しで振り返り、新たなる「令和の時代」を、希望を持って生きていくきっかけとなれば幸いです。
ぜひリラックスして気軽に、楽しみながら読んでみてくださいね。

川野泰周

集中力がある人の
ストレス管理のキホン

目次

第1章

頭がさえない。いつも疲れている…これってストレス?

第2章 ストレス耐性が身につく「マインドフルネス」とは？

第3章 脳を疲れさせない、休息の習慣

第4章 集中力が劇的にアップ！雑念を消し去る仕事術

第5章 もう人間関係に振り回されない

第6章 ストレスが自分を成長させていく

カバーデザイン　小口翔平＋岩永香穂（tobufune）
本文デザイン・図版　松好那名（matt's work）
イラスト　白井匠
編集協力　髙関進

第 1 章

頭がさえない。いつも疲れている…これってストレス?

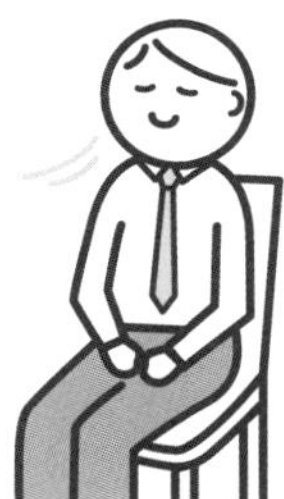

The basic of Stress Management

The basic of Stress Management

1

やる気が出ないのは、「脳」の問題!?

!

「脳内ホルモン」が機能不全を起こしている

嫌なことで頭がいっぱい。目の前のことに集中できない…

仕事量が多すぎて、やってもやっても仕事が終わらない……。

できないことを要求される……。

上司から自分ばかりが叱責されている気がする……。

そんな毎日を過ごすうちに、次第にやる気が起きなくなり、夜も寝つきが悪い。いつも疲れているし、風邪をひきやすく、仕事も集中力が足りないせいかミスを多発……。こんなこと、ありませんか?

私が勤めている精神科のクリニックでも、心の疲れが完全に体に出てしまっている患者さんがよく来院されます。

がんばりすぎて、体調を崩す……。これは今どんなに仕事がデキる人たちも一度は経験してきたことです。誰だってはじめて取り組む仕事には緊張し、失敗もします。覚えなくてはいけないことが多くあれば、ストレスがたまって当然の状況です。

しかし、ストレスを放置すると、「自分は周りの人からどう見られているのか」「同期よりも全然できていない」など、雑念で頭がいっぱいになって、仕事のスピードもグッと落ちていきます。

集中していれば10分で終わることも、2時間、3時間もかかってしまうことも。

やらなければいけないのに目の前のことに集中できない、言われたことをちゃんと覚えられない、何度もミスする。こういう経験のある方もいるかと思います。

ストレスがたまりきっている状況だと、目の前の仕事に集中できなくて、生産性が下がります。なぜなら脳の前頭葉の機能が低下するからです。

脳内で集中力を担っているドーパミンやノルアドレナリン、アドレナリンなどの神経伝達物質、いわゆる「脳内ホルモン」が機能不全を起こしていると言われています。

ここまでくると、本人の気力や気合いの問題ではなく、「脳内の問題」となります。

自分では立ち上がれない状態に陥らないためにも、ストレスと上手に付き合うことが必須なのです。

ストレスがたまっている状態を放置すると…

ゴホ
ゴホ
休みたいけど
やらなきゃ
いけない
仕事が
たくさん……

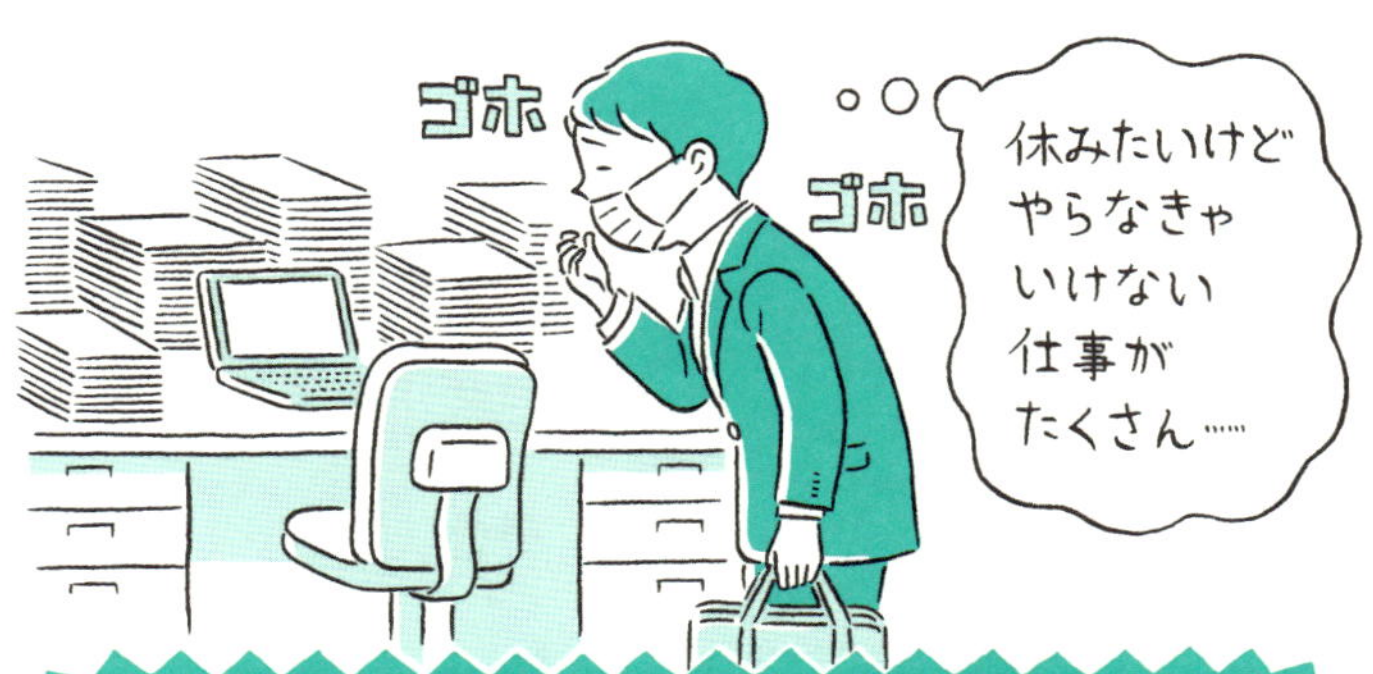

集中力が低下し、雑念で頭がいっぱい

また
怒られる…
同期よりも
仕事が
できない…
使えない奴
って思われて
いそう…

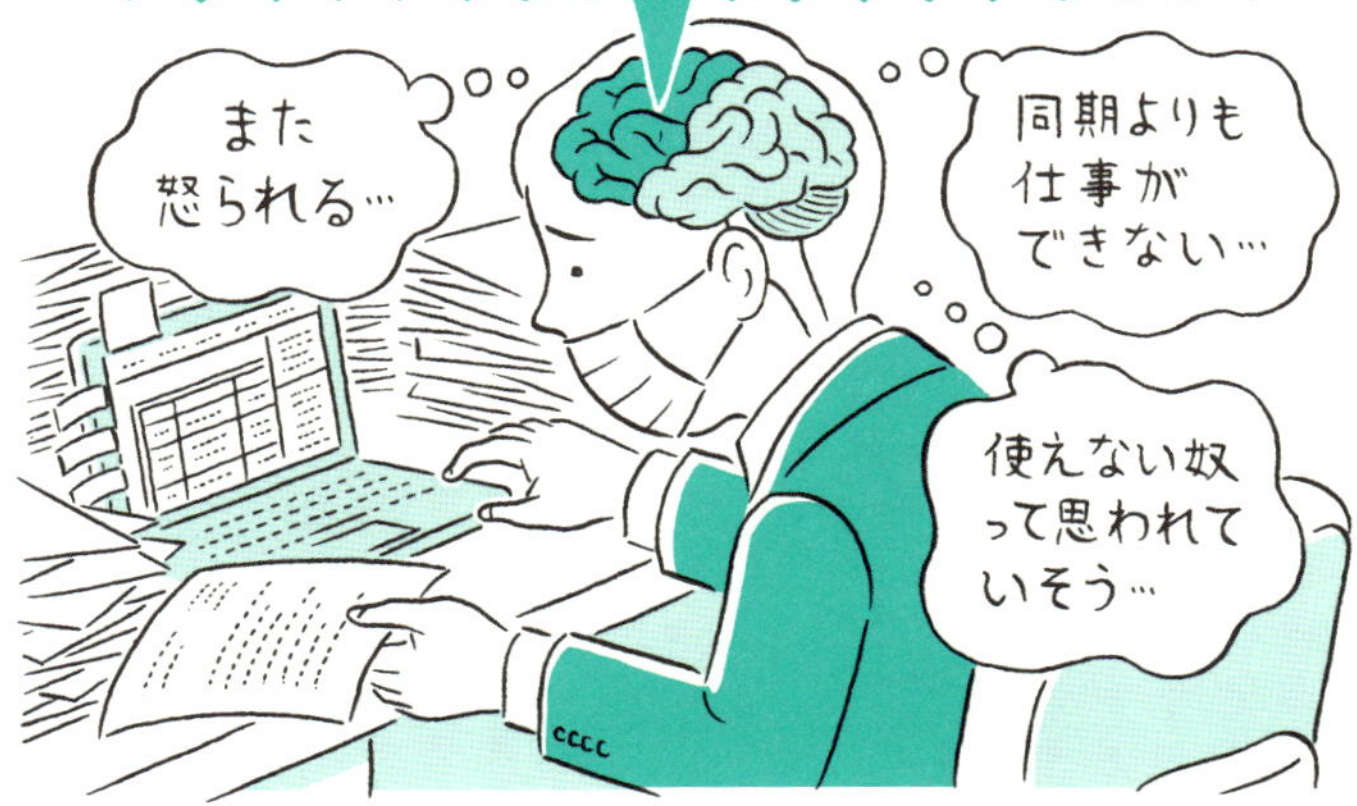

何度もミスをする、疲れがとれない…。
体調が悪化し始めたら、仕事のやり方を見直すべき

The basic of Stress Management

2

「予防」と「対処」で、ストレスはコントロールできる！

!

「ストレスはなくならない」前提に立ち、
「ストレスを糧にする術」を身につける

一流の人はみな、ストレス管理のプロ

人間関係だったり、仕事の量だったり、難易度の高い仕事だったり……誰もかれもみんなストレスはあります。

・納期が迫っているときに、上司から「コピー1000部、ホチキス留め」など、大量の仕事を頼まれる
・限界まで仕事を抱えているのに、別の部署の仕事もやることになってしまった
・2週間かかる仕事を1週間で終わらせなければいけない
・上司とどにかく気が合わず、何かやるたびに怒られる

仕事をしている以上、誰でもこのような避けられないストレスを抱えていることがほとんどです。小さなストレスから大きなストレスまで、意図せず毎日何かしらのストレスが発生しているはずです。

ではストレスに立ち向かうには、どうすればいいのでしょうか？

それは、「ストレスはなくならない」という前提に立ち、ストレスを乗り越え、糧にする術を身につければいいのです。

社会的に名を上げる人、一流のビジネスパーソンたちは、仕事で実績を出しているだけでなく、その成功の裏に発生した無数のストレスを的確に管理できたからこそ、一流になれたのです。

ストレス管理ができるようになると、仕事でも実績を出せるようになるだけではなく、人間的にも成長していくことができます。

営業、事務、制作、製造、エンジニア、医師……どんな仕事でも、会社員でもフリーランスでも、大小のちがいはあっても、ストレスはあって当然のもの。

決してストレスをゼロにすることはできないのです。

なくすことはできないストレスですが、どんな状態になるとストレスが生じるのか、そのしくみを理解すれば、「備え＝予防」、「対処する」ことはできます。

すると、今までのようにストレスに心身を支配されることはなくなるのです。

ストレスはあるのが当たり前

Lv10 ストレス
レベル10の
ストレスが
あらわれた!
ズバ
ズバ
ビジネスマンは
ストレスを
2回斬りつけ
やっつけた!
かてない…
つよい…
にげよう…
ストレスたちは
ビジネスマンに
近寄れない!

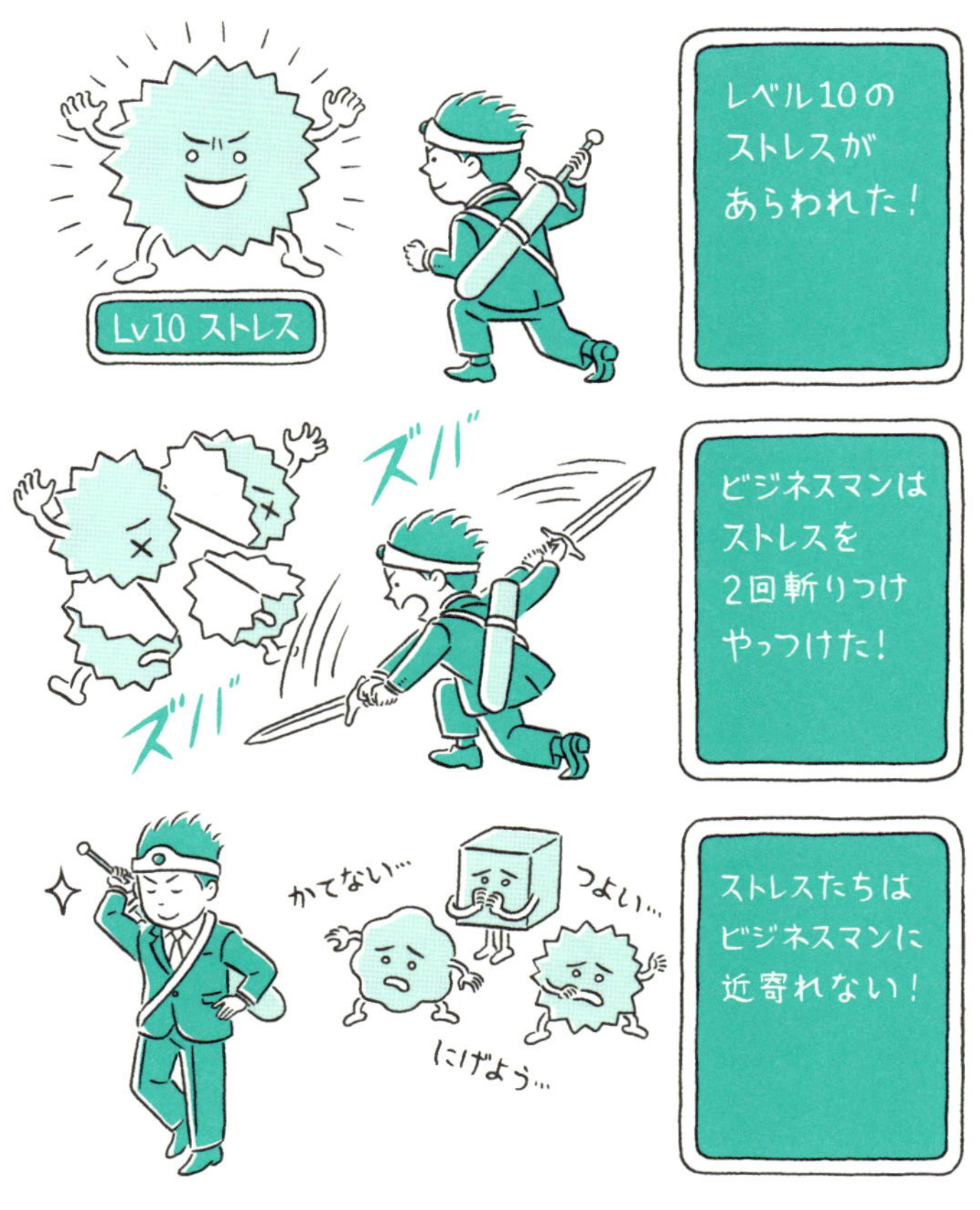

ストレスから「逃げる」のではなく
「立ち向かう」

The basic of Stress Management

3

「フロー状態」が人を一番成長させる

!

ストレスはうまく使えば「起爆剤」になる

ほどよいストレスは、むしろプラスに働く

仕事量が多いはずなのに、定時にいつも笑顔で帰っていく上司……。大きな失敗をしたにもかかわらず、すぐに気分を切り替え、全社ＭＶＰを取った同僚……。

同じストレスがかかっているにもかかわらず、ストレスをうまく使いこなして、むしろイキイキと仕事をしている人たちがいます。

なぜ彼らは過酷な状況でもパフォーマンスを発揮できるのでしょうか？

それは、ストレスをマイナスに捉えるのではなく、プラスに利用しているから。ストレスな出来事をきっかけに、むしろ自らを成長させることができているのです。

こういう人たちは「フロー状態」、つまり、もっとも集中力が高まっている状態をキープし、仕事していることが想定されます。

自分のキャパシティよりも少しだけ上を目指し、常に少しだけ負荷がかかっているときに、フロー状態になると言われています。ストレスがちょうど良くかかっている

状態が人を一番成長させるのです。

成功している人たちはみな、自分自身の「キャパシティ」を理解し、適度なストレスの中でハイパフォーマンスを発揮しています。

彼らはトラブルが起きると、焦ってパニックになるのではなく、「どうしたらこの状況を乗り越えられるか」ということに力を割きます。負の感情にとらわれないように対処しているので、自分の感情に巻き込まれることなく、常に全体を俯瞰しながら行動できるのです。

そして、決して無理をせず、疲れてきたと感じたら、適度にひと息入れたり、リフレッシュしたりしているのです。

何より、「適度なストレスが自分自身の成長につながる」ということを実体験からよく理解しています。

ストレスはうまく使えば、マイナスではなくプラスに、飛躍的に成長することにつながります。集中力を高め、心身を健康的に保てば、仕事だけでなく、人生そのものを心から楽しめるようになるのです。

「負荷」がかかりすぎていませんか？

■ ストレスが過剰すぎると…

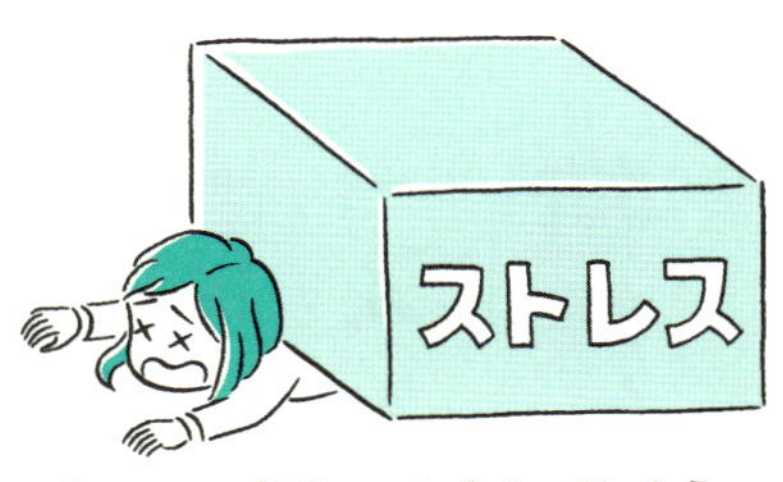

ストレスに押しつぶされてしまう…

■ ストレスが適度であれば…

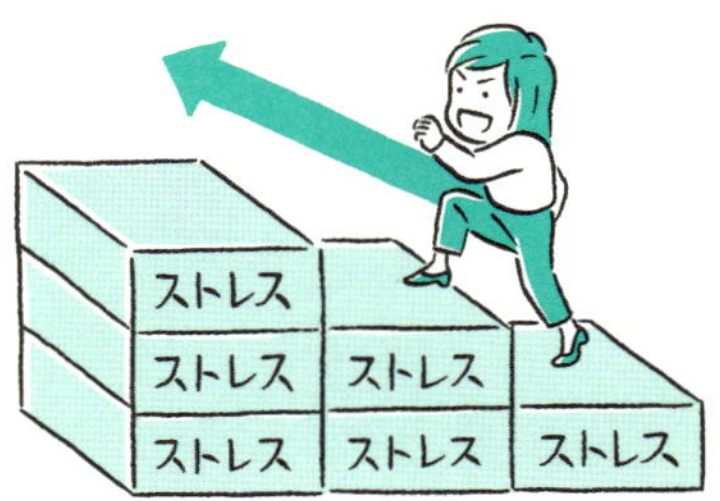

飛躍的な成長につながる！

無理のしすぎは禁物！
適度なストレスこそが人を成長させる

The basic of Stress Management

4

一流の人は「ストレスを持続させない」

!

早め早めの対応がキモ

「マインドフルネス」的思考で雑念を消す!

では、どうやったらストレスをコントロールすることができるのでしょうか。
それは、**「できるかぎりストレスを生じさせないこと」**、そして**「ストレスを持続させないこと」**がキモになります。

心身の疲れを自覚できる人は、早め早めに対応し、ストレスを発生させないようにしたり、発生しても長続きさせないようにしたりしています。

一方で、心の疲れに気づけない、気づいていてもうまく対処できない人は、体調を崩すところまで働いてしまいます。

私は精神科医でもあり、禅僧でもあるのですが、ストレスを根本的に解決するには、生活の中に禅的な考え方、すなわち「マインドフルネス」を取り入れることが必要だと考えています。

マインドフルネスは、欧米を中心に注目を浴びている心理療法のひとつで、「今この瞬間に、価値判断することなく、注意を向ける」というもの。拙著『脳がクリアになるマインドフルネス仕事術』(クロスメディア・パブリッシング)でもご説明していますが、マインドフルネスは集中力や生産性の向上、ストレスの軽減、コミュニケーション能力の向上といった効能から、多くの企業に取り入れられています。

私も国内の大企業や個人向けにマインドフルネスの研修や講座を開催しています。

本書ではストレスを発生させない、そして発生しても持続させないための方法として、このマインドフルネスをベースにした考え方と対処行動を中心にご紹介していきます。そして、ストレスに大きな影響を与える、体調、仕事、人間関係の3つの側面から見ていきます。

まずは、体調管理です。体調はすべての土台になります。

風邪を引きやすい、頭がうまく回らない、寝つきが悪いなど、体からのSOSを見過ごすと、うつ病やパニック障害などの病気を発症する可能性もあります。

自分自身の心身の状態に気づき、体の調子や睡眠時間を整えることが大事です。

次に仕事です。自分の能力をはるかに超えた仕事を抱えすぎてしまうことはありませんか？「キャパオーバー」や「キャパ超え」などと言いますよね。

ストレスをコントロールするには?

1. できるかぎりストレスを生じさせない
2. ストレスを持続させない

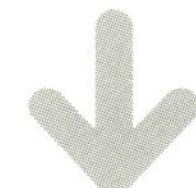

そのために

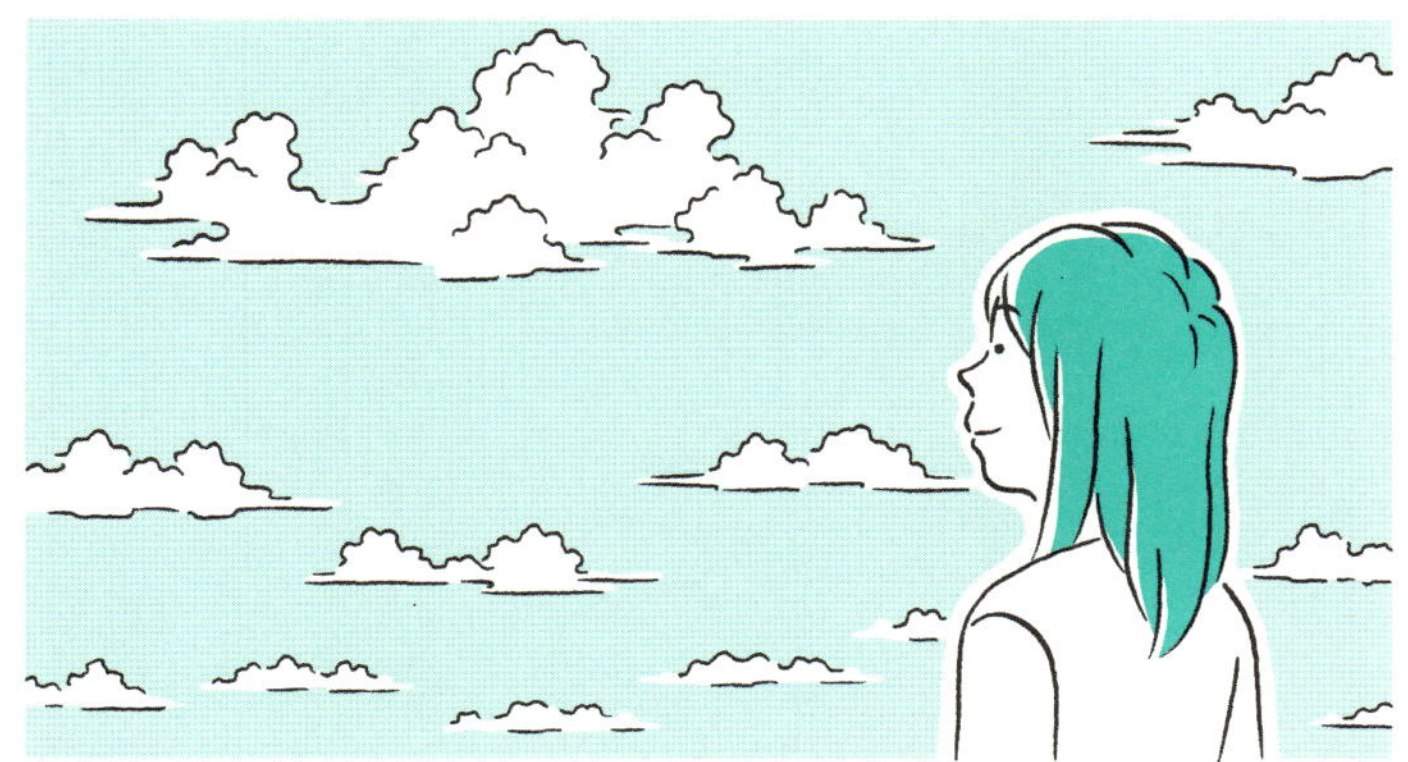

「今この瞬間に、価値判断することなく、注意を向ける」

マインドフルネスはストレスの軽減に効果的!
切り替えがしやすくなり、集中力もアップ!

仕事でパニックになると、追い詰められて余裕がなくなります。**自分のしている仕事の内容や量を把握し、「余裕をつくる」ことが重要なポイントになります。**

そして、最後に人間関係です。会社を辞める理由で一番大きいものが人間関係だと言われています。対人関係の問題は、仕事だけでなく、人生全般に渡って非常に大きなテーマです。他人の顔色を伺いながら仕事をしていると、「自分ばかりが怒られている気がする」「あの人はどう思っているんだろう」など、ネガティブな雑念が出てきやすくなり、集中力が欠けた状態となってしまいます。

人間関係は「他人軸」ではなく、「自分軸」で考え、「捉え方」と「コミュニケーション技術」で解決していくことができます。

この3つの取り組みをする前に、次の章でストレスとマインドフルネスについてくわしくご説明してまいります。ストレスについて理解が深まると、対処法も身につきやすくなります。ぜひリラックスして読んでみてくださいね。

第 2 章

ストレス耐性が身につく「マインドフルネス」とは？

The basic of Stress Management

The basic of Stress Management

5

「本当はやりたくないのに…」。葛藤がストレスに

!

ストレスを完全になくすことはできない。
だから腹を決めて上手に付き合う

自律神経が乱れ、メンタル疾患になることも

みなさんは、日々、どんなことでストレスを感じますか？

「上司に怒られた」「仕事が忙しすぎる」「職場に嫌な人がいる」など、たくさん浮かんだ方もいるかもしれませんね。私自身、もちろんストレスはあります（笑）。


ストレスとは、そもそも何かご存じでしょうか？

「ストレス」は、もともと物理学の言葉です。

まっすぐな物を曲げようとする際などに生じる物理的な力のことを、「ストレス」と言います。それを人間に当てはめ、心に負荷がかかった状態を「ストレス」と呼んでいます。つまり、**ストレスとは、「理性」と「感情」がぶつかって、負荷がかかったときに生まれる精神的、心理的軋轢（あつれき）**です。


言い返したいのに言い返せない……。

やりたくないのにやるしかない……。

このように理性と感情が一致しないと、「葛藤」が生まれます。

上司に怒られて、その場では「すいません」と話を聞いていても、感情としては「言い返したい」あるいは「逃げ出してしまいたい」と思っている。

このように理性と感情が反発する「葛藤」こそが、ストレスになるのです。

当然、自分ではコントロールできないような「嫌なこと」でストレスは生じますが、実は出世や結婚などの「いいこと」が起こってもストレスになりえます。

「いいことが起こる」ということは、「思っていたこととちがう出来事の発生」によって心理状態や生活スタイルが変化することなので、理性と感情に摩擦が起こり、ストレスになる可能性があるのです。

したがって、**どんな状況でも、ストレスになる可能性がある**、と言えます。

ストレスによって自律神経が乱れると、熱が出たり、起きれなかったり、とくに何か悪いことがあったわけではないのに、気分が塞ぎ込んでしまったり、など、心身の不調が生じます。

ストレス管理の第一歩は「未病」を見逃さないこと

風邪をひきやすかったり、寝つきが悪くなる、などの徴候があれば、病気になる一歩手前の「未病」の状態です。

ストレス管理の第一歩は、未病の状態を見逃さず、「自分の小さな異変」に気づくこと。こうしたちょっとした症状をスルーしていると、うつ病やパニック障害などのメンタル疾患になってしまうこともあります。

会社に行くだけで、一時的にうつ状態になってしまう、「新型うつ病」の方も最近とても増えています。

毎日仕事をしていると、何かしら葛藤が生まれます。

ストレスをなくすことはできない。だから腹を決めて上手に付き合っていく。

ストレスを否定せず、ストレスに対応しようとする人ほど、結果的にストレスに強くなっていくのです。

The basic of Stress Management

6

メンタルが弱っているのに、「ただの風邪」だと思っている人たち

!

自分の心身の状態に気づけない

ストレスをためやすい3つのタイプ

ストレスに強い人、というとどんなイメージがありますか？

何か嫌なことがあっても、すぐ気分を切り替えられる人……。

高い目標を与えられるほど、燃える人……。

トラブルがあっても、感情的にならず、冷静に対応できる人……。

いろいろなイメージがあるかもしれませんね。

実は、ストレスに強いかどうかは**「自分の状態、自分が置かれている状況に気づけるか」「不快なことを受け流せるか」**が大きな鍵になってきます。

43ページの図を見てください。

「気づき」とは、自分や他者の心身の状態、状況について気づいていること。

「受容性」とは、自分のこと、他の人のこと、今の状況をあるがままに認められること。「まあいいか」と受け流す力でもあります。

「気づき」と「受容性」の観点で見てみると、4つのパターンに分けられます。

① 気づきが多く、受容性も高いタイプ
② 気づきが多く、受容性が低いタイプ
③ 気づきが少なく、受容性が高いタイプ
④ 気づきが少なく、受容性も低いタイプ

①のタイプの場合、つらい出来事があったとしても、「この出来事は自分にとってこういう意味がある」と俯瞰して捉え、前向きに解決することができます。

②の場合、つらい出来事が起こったときに、「自分のせいだ……」と真に受けすぎてしまい、ストレスをためてしまいやすくなります。

③の場合は、何かトラブルがあっても、自分に関連づけて考えることができないため、失敗を成長の糧にすることができません。

何か起きたときに、その場ではまあいいかと受け流せるものの、気がつかないうちにストレスをためていて、急に体調が悪化する、新型うつ病などの症状が出てきやす

「気づき」と「受容性」の4つのパターン

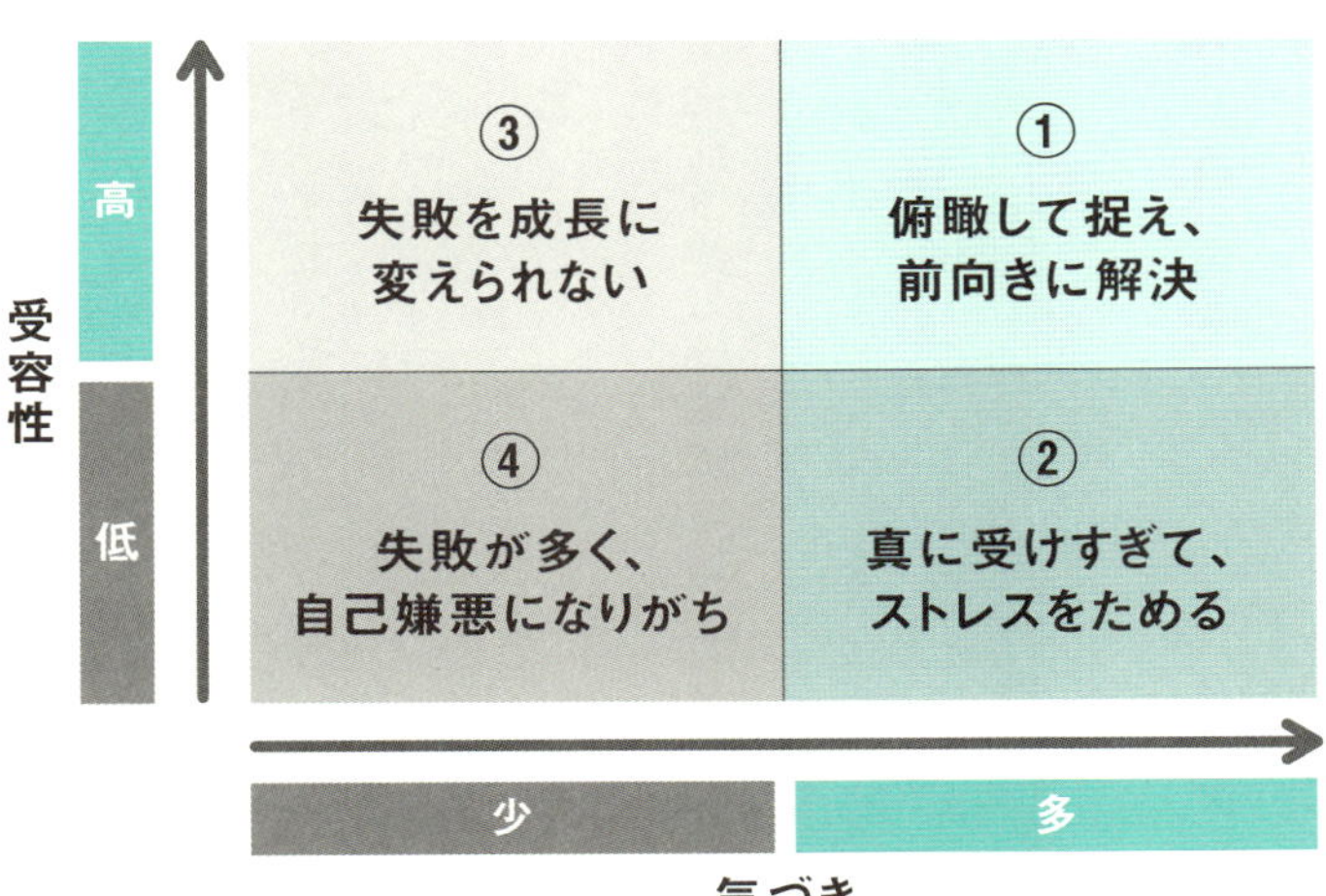

い人とも言えるでしょう。

④の場合は、気づきが少ないため、自分自身を振り返ることができずに仕事の失敗を繰り返し、そんな自分が嫌になってしまうので、社会とのかかわりを避けるようになります。

その結果、引きこもりになってしまうことが少なくありません。

この4つのタイプの中で、ストレスに強いのは、気づきも受容性も高い①のタイプです。

①以外のタイプの人は気づきと受容性を高めることで、ストレス耐性を身につけることができます。

私の患者さんで最近増えてきているタイプが、③④の**「自分が病気だと気づかなかった」**という人。残業続きで体が疲れていて、風邪がなかなかよくならない、毎朝起きられない、お腹が痛くなる……こういう症状があるのに、それがストレスのせいだとは夢にも思わないのです。

こういう人は通常の内科のクリニックで診療を受けても原因がわからず、時には大学病院で検査までして、それでも原因がわからずに、最終的に心療内科や精神科に行く、というパターンがしばしば見られます。

「気づき」「受容性」は何歳からでも高められる

自分の不調に気づかない人は、自分の置かれている状況にも気づきにくくなります。たとえば、ブラック企業に勤めている、パワハラ上司がいる、など理不尽な状況で働いているのに、**「少し変な気もするけど、自分が悪いのかな」**と思い込んでしまうのです。

誰にも相談できないまま、うつ状態に至ったり、場合によっては生きているのがつらくなってしまうことすらあります。

パワハラをパワハラだ！と思えるうちは問題ないのですが、**置かれた状況に没入すればするほど、気づく能力も受け流す能力も低下していくので、最終的には「全部自分が悪いんだ」といった考えに至ってしまう**のです。

もし、自分はストレスに弱いな、と感じている人でも大丈夫です。「気づき」と「受容性」は何歳からでも伸ばすことができるんです。「今この瞬間」に意識を向け、気づきの力を上げていくことで、受容性も高まり、ストレス耐性を身につけられます。

その手法が「マインドフルネス」です。

マインドフルネスについて、次の項目からくわしくご説明していきます。

The basic of Stress Management

7

「今、この瞬間」に集中すると、脳がクリアになっていく

!

あれこれ考えず、目の前のことに取り組む

1歩1歩、歩くことに集中。呼吸に意識を向ける

自分の体や心に意識を向け、心の状態に気づく能力を「アウェアネス」と言います。そして、このアウェアネス、すなわち気づきの能力を高めるための手法として、「マインドフルネス」が注目されています。

前述の通り、マインドフルネスは「今この瞬間に、価値判断することなく、注意を向ける」というもの。

このマインドフルネスのルーツは禅をはじめとする仏教にあります。

今からおよそ2500年前、人間が正しい生き方を実践するための方法として、ブッダが説いた「八支正道」という教えがあります。

「八支」つまり、八つの方法のうちのひとつである、「正念」（正しい心の在りようで生きること）を英語で表現した概念がマインドフルネスです。

マインドフルネスという言葉の解釈はいくつかのバリエーションがありますが、ひとつには「状態」を指した言葉と言えます。

「今、この瞬間の体験だけに意識を向けている（マインドフル）」という「状態そのもの（ネス）」です。

1歩1歩、歩くことに集中する。食べることや呼吸するのに集中する。

日頃からマインドフルネスをやっている人は、目の前の仕事を取り組んでいるときに雑念がわくことが少なくなります。

ひとつのことに集中でき、なおかつ脳のエネルギーのロスが非常に少ない。今目の前のことに集中でき、無用な雑念でエネルギーを消耗することが少ないのです。

雑念でエネルギーをムダづかいしない

マインドフルネスを実践するには、**「理入」**と**「行入」**の2種類の心理的アプローチの両方をバランスよく取り入れることが大変重要になります。

ひとつ目は理論、知識から理解する「理入」です。自分の考え方のクセに気づき、雑念を手放し、目の前にある事実をありのままに見つめます。

たとえば、「いつも自分はこういうときにカーッとなるな」と、自分自身を振り返ること、これも理入です。

マインドフルネスの実践方法

①理入 … 理論、知識から理解

自分の考え方のクセに気づき、雑念を手放し、目の前の事実をありのままに見つめる

例「人間関係でトラブルがあると、私はいつも会社を辞めたくなるな」

②行入 … 実践、行動から理解

「今この瞬間」に集中する

例 座って瞑想する、呼吸を整える、歩く感覚に集中する

２つ目は実践、行動から理解する「行入」です。

座って瞑想する、呼吸を整える、歩く感覚に集中するなどのアクションを行い、今この瞬間に集中することです。

自分の体や呼吸の感覚に関心を寄せる。たとえば、息をゆっくり吸って、吐いて、という基本的な動作に意識を向けたり、お茶を入れる、お菓子を食べる、その動作ひとつひとつに関心を向けたりする。これも立派なマインドフルネスです。

マインドフルネスを生活に取り入れると、よけいなストレスを取り払い、脳をクリアにすることができるようになるのです。

The basic of Stress Management

8

イライラがとまらないのは「前頭葉の機能」が低下しているから

!

ふだん許せることも許せなくなる

疲れているときほど、ちょっとしたことが気になるもの

「上司だって、あんな言い方しなくてもいいのに」
「後輩がこんな大きなミスをしているのに、全然反省していない！」

元気なときは愚痴や批判的な気持ちを抑えていられるのに、疲れていると愚痴や批判がとまらなくなる、ということはありませんか？

それって実はとても当たり前のことなんです。

なぜなら、元気なときは負の感情を抑え、ものごとの良い側面に目を向けるだけのエネルギーがあるから。

言い換えれば、元気なときは、他人に対しても、自分に対してもネガティブな感情をなかったことにして、グッと抑えることができます。

しかし、心が疲れてくると、前頭葉の機能が低下してきます。

理性的に抑えているのは脳の「前頭葉」の中の一番前にある「前頭前皮質」。「思考の最高中枢」とも呼ばれる場所です。

疲れているときは、「扁桃体」が活発化

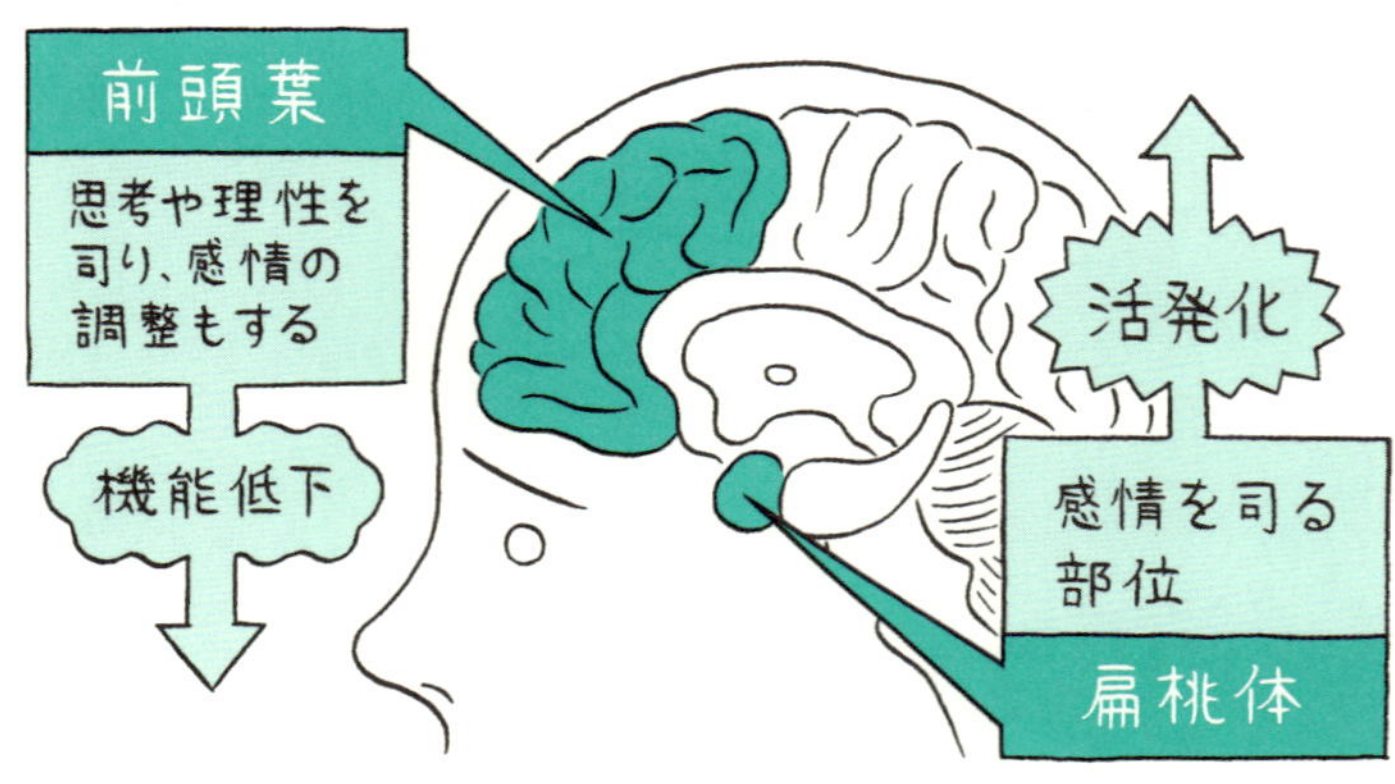

ネガティブな感情が抑えられなくなる

心が元気なときは、前頭前皮質、つまり思考にエネルギーを割くことができるので、本能的、感情的な反応を抑制し、コントロールすることができます。

前頭葉は人間の脳の中でもっとも進化した、新しい脳機能部位です。

疲れてくると、一番進化が進んでいる脳から犠牲になって、「本能的」な脳だけが活動する状態になります。本能的な脳、というのはつまり、大脳の奥のほうにある「扁桃体」。感情を司る部位です。

扁桃体だけが活動する状態になると、嫌だ、という気持ちを止められなくなって、怒りがそのまま感情表現として出て

くるようになります。うつになりかけているときにイライラしやすくなるのは、前頭葉の動きが低下しているから、と言えます。

心をじっと観察すると、怒りが消えていく

理不尽だと感じるようなことが重なると、だんだん怒りがわいてきます。

怒りは人間であれば、必ず生じるものです。けれども、怒りは怒りのまま放置するのではなく、コントロールすることができるのです。

その方法が前項でご説明した「理入」の取り組みのひとつ、**「自分の心の動きをつぶさに観察すること」**です。

たとえば、満員電車でうしろにいる人から強い力で押されて、舌打ちまでされた、というような場合。自分の心の動きを観察すると、「今、自分がイライラしたのは、狭い車内で、体もきつい体勢なのに舌打ちされたからだ」と見ていくことができます。

もちろん、それでまったく怒りがなくなるわけではありませんが、「こんな状態だったら、みんなも狭い車内でイライラするかもね」と思うことができれば、少しだけ怒りが軽減されるでしょう。

自分の心の動きを観察するのを習慣にすると、それ以上怒りの気持ちがわいてこなくなります。

そして、「自分が今イライラしているのは、あの人が関係しているかもしれない」「自分だけではなくて、あの人と関わる人の多くがこういう感情になっているんじゃないかな」と、状況を俯瞰して見られるようになります。すると、**自分の心の中に起こる反応の選択肢が増えていきます。**

選択肢は「ムカつく」という、ただひとつしかないと思っていたのに、3つになり、5つになり、10になると、その中で一番建設的な思考を抽出することができるようになっていきます。これが**「メタ認知」**の力です。

「自分だけがこんな目にあっているわけじゃないんだ」

思考の選択肢を増やすと、行動の選択肢が増えていきます。

はじめは「黙って耐える」という選択肢しかなかったのに、「意見を主張する」「静観する」「謝る」「あえて怒鳴り返す」などの対応法を選べるようになります。視野が広がって、もっとも建設的な反応を選べる、一瞬の「間」が生まれるのです。

マインドフルネスをすると、行動の選択肢が増える

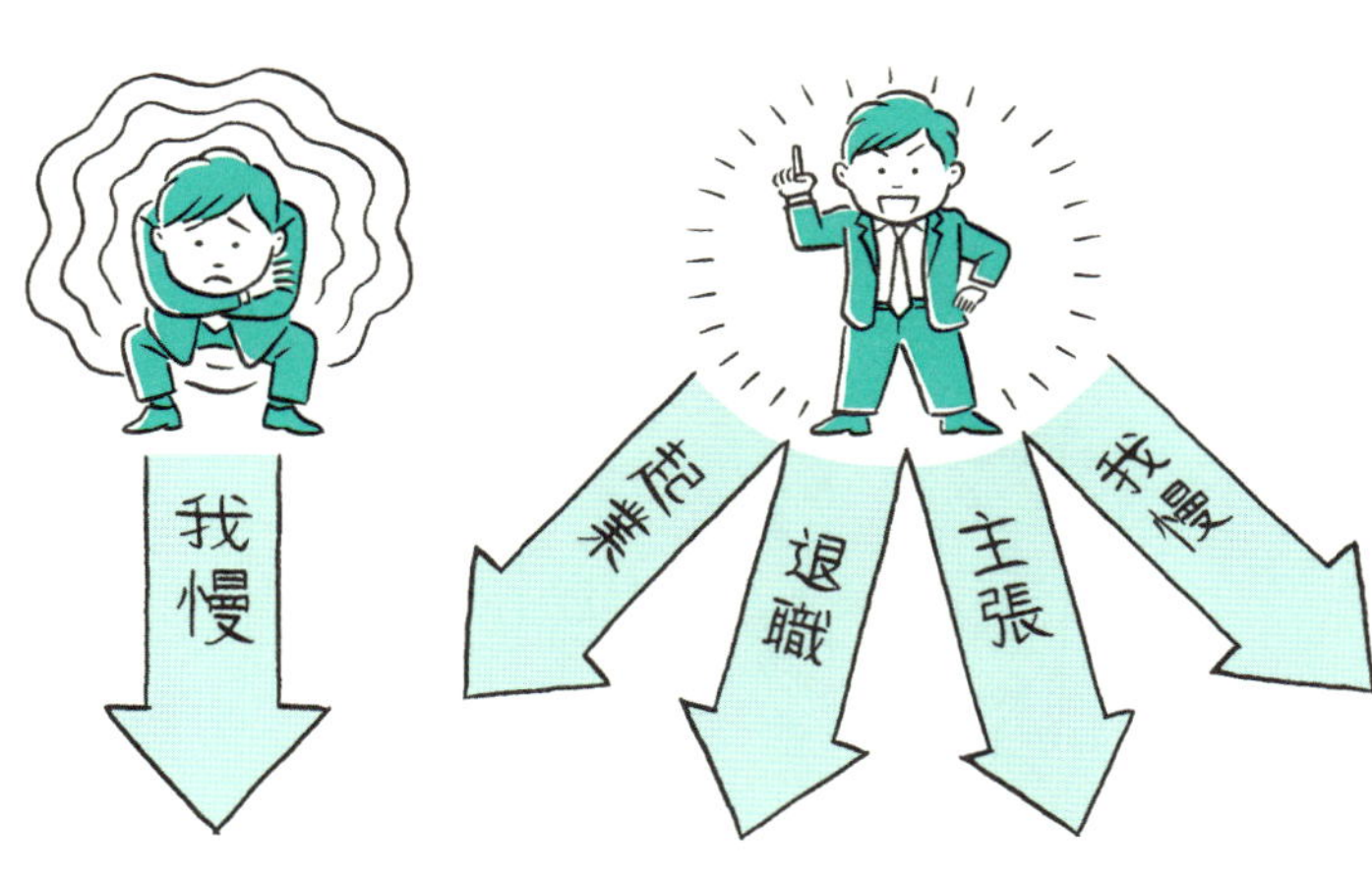

ストレスでいっぱいになると、どんな人でも視野が狭くなるものです。

このことを「視野狭窄」と言います。

メタ認知を育むマインドフルネスを実践していくと、視野が広がって、周りが見えてくるようになります。

「同僚はAさんにもきついことを言っている。Bさんにもきついことを言っている。なんだ、私の問題じゃなくて、同僚の心の問題なんだ」と思えるようになる。

マインドフルネスを実践していると、視野が広くなり、当事者同士だけでなく、周りの人との関わりが見えてくるようになるのです。

The basic of Stress Management

9

モヤモヤな気分を一瞬で消し去る「インターベンション・ブレスレット」

!

肌のケアをするように、自分の心身を労わる

「あえて関係ない行動」をとる

自分は今、イライラしている、疲れている、怒っている、そういうネガティブな気持ちに気づくことが、自分に対するケアの始まりです。

これを**「セルフ・コンパッション」**と言います。

セルフ・コンパッションとは、自分を労る心、自分を大切にする心の在りようのことを指します。肌のケアをすると、ささくれが治るのと同じように、**自分の心や体のケアに時間を使うと、自分だけでなく他者に対しても思いやりの念がわいてきて、他の人の存在を受容できるようになっていきます。**

そして、ネガティブな気持ちに気づいたら、あえて関係ない行動をとると、気持ちの切り替えができます。私がよくやる簡単な行動は「インターベンション・ブレスレット」という手法です。

どちらかの手につけた腕時計（髪留めやリストバンドなどでもＯＫ）をもう片方の手に移動するだけ。「今、自分を責めているな」と感じたら左から右に移す。そのあとは普通に生活する。その問題が解決してもいいし、解決できなくてもいい。また嫌な気持ちがわきあがってきたら反対側に移す。これを繰り返します。

これは自責の念にかられたときに、とくに効果的です。

私はダメだな、と思ったときにブレスレットを反対側につけてみると、ダメだな、と思っているという事実に気づき、ストレスがどんどん軽減していきます。

気持ちに気づくだけで、その気持ちは軽減するものなのです。

ネガティブな気持ちは「消そうとしてはいけない」

ネガティブな気持ちに気づいたときに、ひとつの動作を加えることによって「やった感」がともないます。このときの動作は、日頃からやっている動作ではなく、特別な動作、ちょっと変わった動作であることが必要です。たとえば、頭をかく、といった普通の行為では、印象が薄いためあまり有効でありません。

曹洞宗のお坊さんたちは、トイレに入るときに、「弾指（たんじ）」と言って、独特な方法で指を鳴らすそうです。今から用を足す、トイレを使わせていただく、きれいに使いますという合図。

ネガティブになったら、あえて「関係ない行動」をとる

どうせ
失敗する…
ブレスレットを
反対の手に
つけ変える
あれ？
気持ちが軽い？

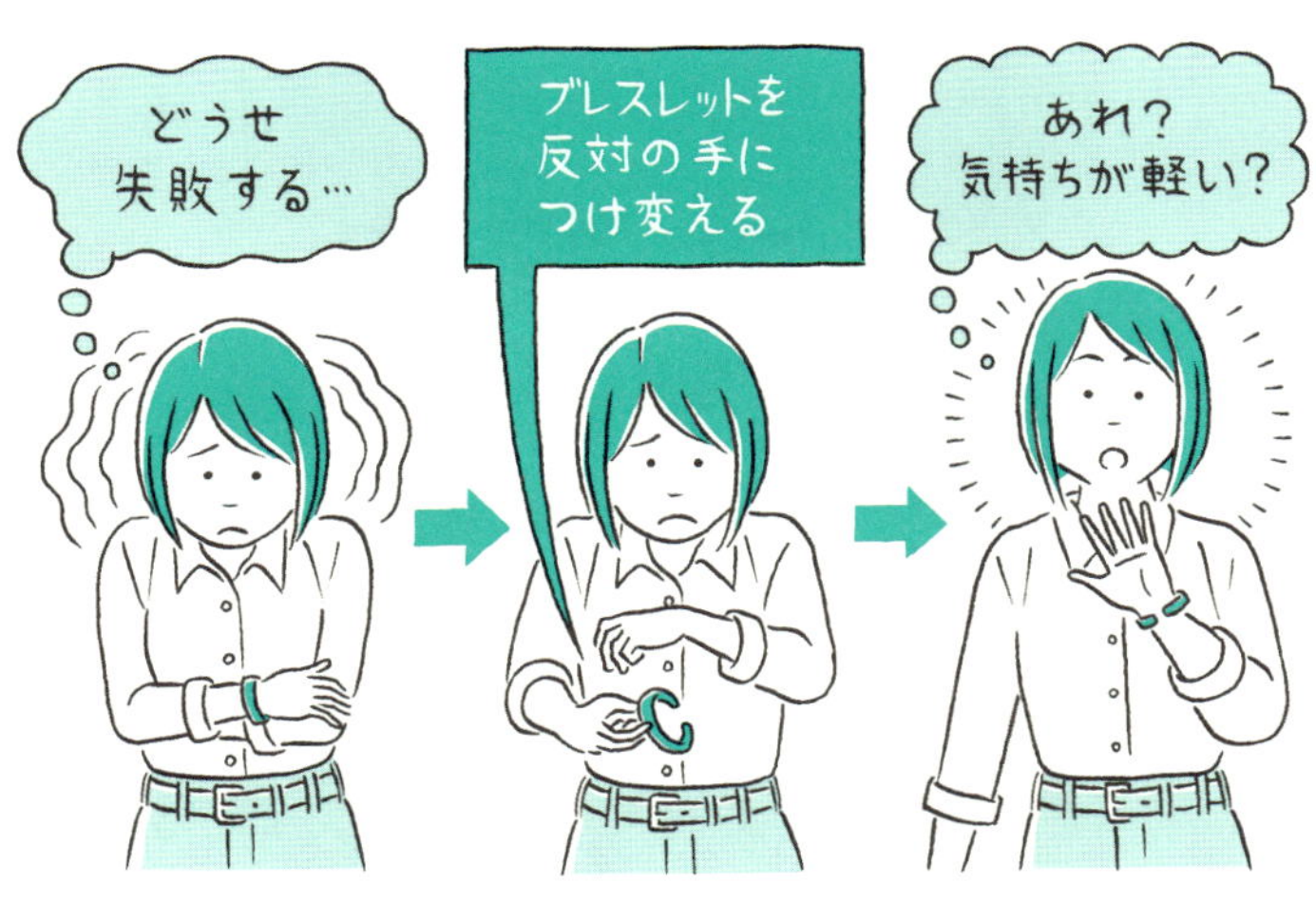

トイレで用を足すことすらおろそかにせず、集中して取り組む。一挙手一投足すべてが修行であるという、禅の精神の表れと言えるでしょう。

一方、ネガティブな気持ちになったときにやってはいけないのは、意外にも「ネガティブな気持ちを消そうとすること」です。

私たち人間の脳は、思考を打ち消そうとするほどに、その考えが強化されていくという特性を持っています。

だから嫌なことを忘れようとすればするほど、かえってネガティブな気持ちは強くなるのです。

The basic of Stress Management

10

自己肯定感が高い人はみな「コーピングスキル」を持っている

!

「自分が悪い」以外の選択肢も見えてくる

焦ったときはあえてひと息入れる

仕事で失敗してパニックになる……。

上司に怒られて頭が真っ白……。


こういうときに、あえてひと息入れるのはとても大事です。

呼吸に気をつけたり、外を散歩したり、こういったものもマインドフルネスになります。

臨済宗の修行僧（禅僧）は「茶礼（されい）」と言って、その場にいる全員でお茶を飲むという作法を一日に何回も行います。これは、その都度お茶を飲む、という動作を通して、ひと段落置いて次に取り組む修行に注力するための切り替えの技法と捉えることができます。

また、茶道の世界でも、禅の精神を垣間見ることができます。

お茶を飲むこと自体よりも、お点前に集中したり、お茶をいただくことに集中する、それが茶道の神髄です。

坐禅をするとき、禅問答をするとき、夜に床に入る前など、修行から修行へと心を切り替える際には、必ずお茶碗にほんのちょっとだけのお茶を飲むのです。

お茶を一杯飲む、というのは心のモードをスイッチするための有効な手段として、古来より活用されてきたのです。

一般の方の場合だったら、コーヒーでもいいし、何か甘いものを少し食べるなどもいいでしょう。

イライラした、ショックで頭が真っ白、仕事が手につかない……そういったときにひとつのものに集中する手段をたくさん持っているかどうかが大切です。

どつぼにはまらなくなる

「コーピング」という言葉を聞いたことがありますか？

何かストレスな出来事があるときに、手を打って乗り越えることを「コーピング」と言います。先ほどのお茶を飲むのもひとつのコーピングですね。

自分が悪いんだ、と思うようなときも、コーピングすることで冷静に見ることができるようになります。

たとえば、攻撃的な上司の下についた場合。

自分が仕事ができないから、非常識だから、こんなに怒られるのかな、と思ったとしても、よく観察してみると、周りの人がみんなその人に困らされているということもあります。

自分以外の人も困らされている、明らかにその人との関係だけ悩みがある、という場合は、もう一度その関係性を眺めて見ることで、「自分が悪い」という可能性以外も見えてきます。自分の状況を見極めることができたら、異動を願い出る、転職する、という選択肢も出てきます。

それも立派にストレスを乗り越えたということになります。

コーピングスキルをいくつも持っている人は、必然的に自己肯定感が高くなります。なぜかというと、**ストレスを自分の力で乗り越えられた、という経験が成功体験になる**から。

成功体験によって、自分の在りようを自分でコントロールすることができると、セルフ・エフィカシー（自己効力感）が上がってきます。セルフ・エフィカシーとは、自分に対して効力がある、効果があるということ。
この自己効力感の蓄積、積み上げが自己肯定感につながっていくのです。

コーピングスキルを使う習慣が身につくと、素早く気持ちを切り替え、常に自分の人生の主導権を握ることができます。他人がつくり出した負の連鎖に自分が取り込まれないよう、常に予防しているので、不安やストレスのどつぼにはまっていきません。「うわー、また上司に怒られちゃった。まずいな。まぁ、落ち着いて一杯だけコーヒーを飲もう」など、悪い方向に行きかけているな、というときに、ちょっとした気分転換をすぐ取れるのです。こういう人はストレスに負けることはなく、むしろストレスをバネにすることができます。

自己肯定感が高くなると、よけいなことに気を揉まず、集中力を保っていけるようになり、必然的に生産性も高くなります。
ビジネスパーソンとしてスキルアップするだけでなく、人生全般を豊かにするべく自分の心身の状態にいつも気をつけるようにする。それがストレス管理なのです。

コーピングスキルをたくさん持とう

ストレス
ぐっ
コーヒーを飲む
お菓子を食べる
外の空気を吸う
気分が楽になった

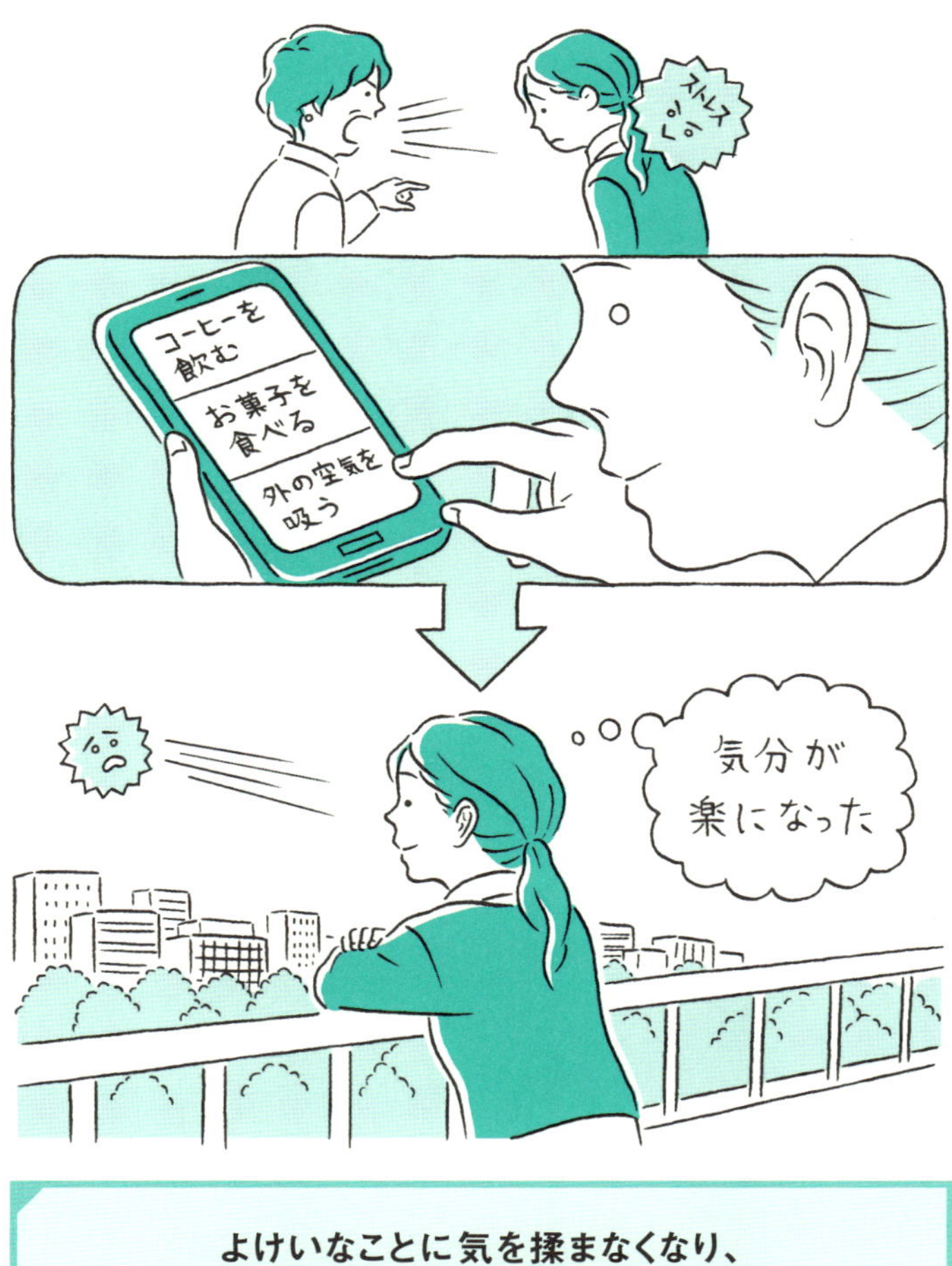

**よけいなことに気を揉まなくなり、
集中力を保てるようになる**

The basic of Stress Management

11

逆境を乗り越えた数だけ、ストレスに強くなっていく

!

マイナスの状態でも
プラスに転換できる!

トラブルで凹む人、トラブルで伸びる人

同じ仕事をしていたり、同じ状況にいるのに、ストレスをうまくかわしていける人とそうでない人がいます。

ささいなミスや失敗を引きずって落ち込み、嫌になってパフォーマンスが落ちる人と、すぐにリカバリー策を打てる人の差はなんでしょう。

ストレスを抱えやすい人は、状況に支配されてしまいます。自分と相手、目の前の失敗だけしか考えられなくなるのです。そして、人も信頼できないし、自分も信頼できなくなっていきます。

嫌な人がいると、すぐ会社を辞めたり、連絡を絶ってしまう。このように継続した関係が結べないと、考え方も深まらず、成功体験を積むことができません。

物事に「起承転結」があるとしたら、「転」があるからこそ、熟成されていく部分があるはずです。

ストレスから逃げるタイプの人だと、「起承」の時点でダメと思い、「転結」まで行かずに終わってしまう。

「転」の部分が、たしかに一番ストレスだと思います。

しかし、そこを乗り越えたら、ストレス対応スキルを確実に一段積み上げられるということを、忘れないようにしたいものです。

経験の蓄積は、必ずあとあと力を発揮します。同じようなことがあったとしても「このパターンがきたか」と、以前のときよりも簡単に乗り越えられるようになるのです。

小説を読んでいても、「起承転結」の「転」で、多少の不安をあおられるからこそ、面白いと思いませんか?

すべてが成長の糧になる

ストレスに強いかどうかは、起承転結の「転」、つまり逆境で、面白味を感じられるかどうか、で決まります。

これを**「レジリエンス」**、またの名を**「逆境力」**と呼びます。

レジリエンスというのは、レジスタンス（抵抗）と響きが似ているので、耐える、という意味に捉える方もいると思いますが、逆境に耐える力というだけではありません。抵抗という意味を越えて、**逆境を楽しんで成長に変えていく力**なのです。

立ち直りが早い人は、「ストレスが自分を成長させる」とわかっています。ストレスを通じて、誰でも成長できるのです。でも、それを知っている人と、とにかくストレスから逃げたいと思っている人とでは、まったく乗り越え方が異なります。**ストレスを乗り越えた体験がある人は、自分の対応能力を認めることができ、自己の存在をも肯定できるようになります。こうしてはじめて、人のことも認めることができるようになっていくのです。**

味方になってくれる人だけでなく、いろいろな人がいるから面白い、ということに気づけるようになります。

そうすると、もう何も怖いものがなくなります。

自己肯定感が高い人は、過去に失敗や嫌な状況を乗り越えた経験が必ずあります。

悪い状況を乗り越えた経験があると、自己肯定感が高まり、状況を俯瞰して自分を客観視できる。

つまり、レジリエンス（ストレス耐性）が養われているわけです。

見方を変えれば、大きな「学び」

「忙しいほど燃える」と言う人は、失敗しても動じないという前提があるからでしょう。「忙しくなると失敗する可能性が増える」と考える人は、失敗することを前提としているから、忙しい状況をとてもつらく感じます。

失敗を恐れない認知力を持っている人は、失敗の可能性が増えると考えず、「学びのチャンスが増える」、つまり経験を積めると考えるため、「燃える」わけです。

そして、みなさんも自分の人生を振り返ったときに、次のようなパターンを見つけることで、気づきが深まっていきます。

- 困難な人間関係をどう乗り越えたのか
- 言われて嫌だったことは何か

失敗は貴重な「学びの機会」

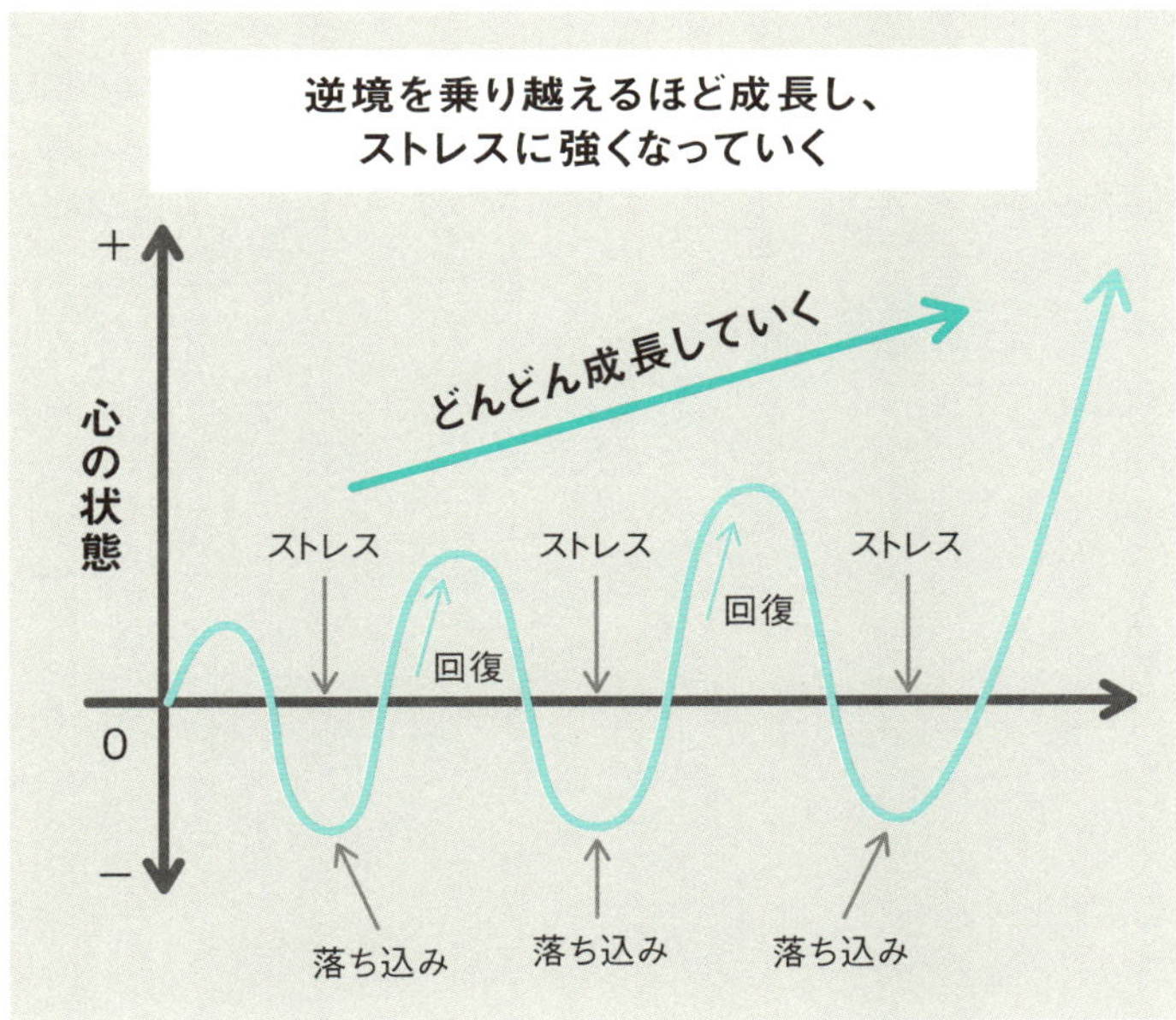

気づきを深める振り返り

・困難な人間関係をどう乗り越えたか？

・言われて嫌だったことは何か？

**自分自身を振り返ることで、
「失敗に動じない心」がつくられていく**

つらかった経験は決してムダにはなりません。

ストレスは人間を成長させます。ストレスがかかることによって、はじめて他人との間に信頼関係が生まれ、人を信じられるようになってくるのです。


抱えてきたストレスを楽しみに変えていく。

ストレスを乗り越えて、プラスの状況に転換していくことを、精神分析医のフロイトは「昇華」と呼びました。

ストレスをバネにして人生を輝かせるためにも、自分の心の動きをよく観察し、分析することが大切なのです。

第3章

脳を疲れさせない、休息の習慣

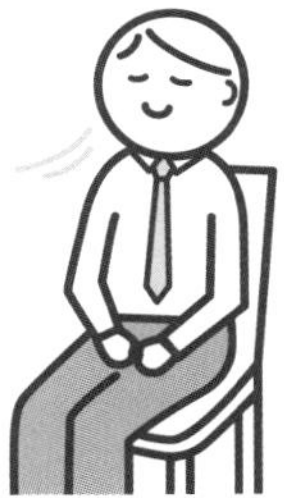

The basic of Stress Management

The basic of Stress Management

12

スマホの使いすぎは、脳を激しく消耗させる

!

脳の機能
「DMN（デフォルト・モード・ネットワーク）」が常に稼働状態に

寝る直前までスマホを見ていませんか？

さて、この章では、とても重要な体調管理の仕方を見ていきましょう。

心と体はとても密接につながっています。

そのため、体調を整えることで、心の状態も回復していきます。

私の患者さんの中には、とくに対人関係で問題もないし、仕事でもそれほど悪いこともないのに、なんだかいつもスッキリせずに、疲れを感じる、という方が多くいらっしゃいます。こういう方に共通しているのが、「スマートフォンを長時間使用していること」です。スマホをかたときも体から離さず、寝る直前までネットサーフィンをしている方もとても多いですね。実は**スマホを常に見ていることそのものが、「脳」にストレスをためてしまう行為**であることをご存じでしょうか。

ストレスは「葛藤が起きたとき」に生じるものですが、それだけではありません。

日常的に行っていることが、知らないうちにストレスを蓄積させてしまうこともあるのです。そのひとつがスマホを使い続けてしまうこと。

現代の三大ストレッサーは、人間関係、仕事、スマホ（情報過多）とも言われています。なかでも増えているのが、「情報」というストレスです。

たとえば、スマホ。私たちの脳には、デフォルト・モード・ネットワーク（DMN）という機能が備わっています。これは、言わば**「脳のアイドリング状態」**をつくるもので、別のことをしているときに、呼びかけられてもすぐに反応できるのは、この機能が働いているからです。

また、近年の研究では、DMNは新しいアイデアやひらめきのもととなる機能であることもわかってきました。

ところが、スマホを長時間使用してネットサーフィンやSNSをやり続けていると、脳は膨大な情報を処理し続けなくてはならなくなり、これがDMNを常に稼働状態にしてしまうため、脳が激しく疲労するのです。

情報過多は、判断力が鈍る要因のひとつ

２０１８年にドイツの研究者らが発表したデータでは、うつ病患者の脳は、ＤＭＮが過剰な状態がおさまらない傾向が示され、脳を疲弊させている可能性が示唆されています。近年、増加傾向にあるうつ病の患者さんですが、原因はもしかするとスマホなのかもしれない、とも考えられます。

情報過多は、ストレス処理能力が低下する要因のひとつなのです。**外から入ってくる情報を処理することばかりに注意がいき、ストレスを処理するだけの心の余裕を生まなくなる**からです。

心に余裕がなくなるために、人の意見ばかり目にして自分で善し悪しの判断ができなくなったり、ちっぽけなことですごく悩んでしまったりといった弊害が出てきます。

だらだらスマホをいじるのではなく、自分のタイミングで、必要な情報だけを効率的に得るように心がけましょう。私がスマホをチェックするのは1時間か30分に1回、たまったメールやメッセージのチェックです。

そんなにたまにしかチェックしないで大丈夫なのか、と思われるかもしれません。

でも、考えてみていただきたいのです。たとえば、50分対応が遅れて困ることは、メールではなく電話をかけてきてくれるのではないでしょうか。ですから、1時間に1回で十分だと思いますし、それで不便さを感じたことはありません。

多くの人はネットサーフィンではなく、ネット・ドリフティング、つまりネットの世界を「漂流」しています。**能動的に活動しているのではなく、情報の波に流されてしまっている**わけです。

とくに注意を払わないでぼんやり漂流していても、脳は目に入った情報を処理し続けますから、ずっとストレスがかかることになります。

普通の着信やメール以外にもGメールやショートメール、LINEやツイッターのダイレクトメッセージ、フェイスブックのメッセンジャーなど、複数のコミュニケーション・ツールに振り回されているとキリがありません。

メールのチェックは午前中に1回、昼休みに1回、午後に1回などと決めてしまったほうが過剰なストレスにさらされないですむのではないでしょうか。

ぜひ自主的にスマホを見るルールをつくってみてください。集中力のちがいに驚くはずです。

スマホを見すぎていませんか？

■ 常につながっている状態だと…

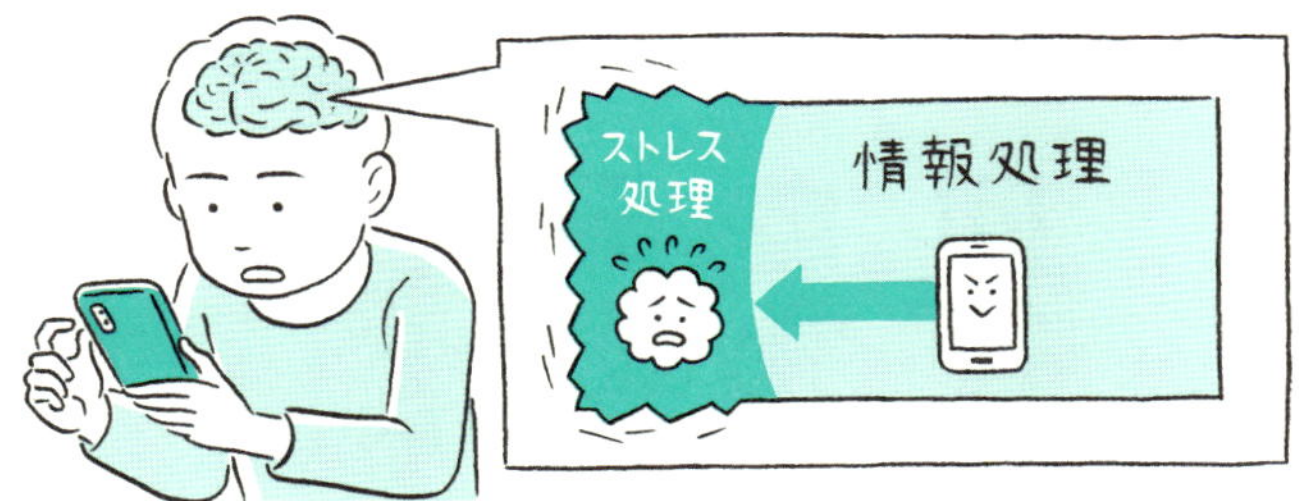

ストレス処理能力が低下してしまう

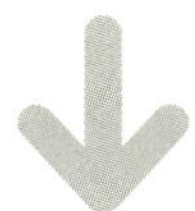

スマホを見るルールを決めよう！

例

・メールチェックは多くても1時間に1回。
それ以上、LINEやツイッターは見ない

・続けて見るのは30分までにする

「スマホを見ない時間」を自主的につくると、
ひとつのことに集中できるようになる

The basic of Stress Management

13

「怒られたから元気が出ない」と自覚できる人は、回復が早い

!

「ちょっと疲れがたまっているだけ」ではないのです!

「なかったこと」にすると、心身に症状が出始める

ストレスがたまると、体の中にコルチゾールという物質が分泌されます。

このコルチゾールが過剰な状態が長期にわたると、体の免疫力が下がって風邪をひきやすくなったり、代謝系の異常が生じて肥満や糖尿病を引き起こしやすくなることがわかっています。

単なる「体の不調」と考えてしまいがちですが、実は心に不調をきたしている場合があることに注意が必要です。

多くの人は、「ちょっと疲れがたまっているだけ。心は問題ない」と考えてしまいます。しかし、体の不調は、自分でも気づいていない心のストレスを、体が教えてくれている可能性があるのです。

「ストレスがたまってるな」と言葉で言える人、ストレスの存在に気づいている人は、それだけで「ストレスをためにくい人」と言えます。

そう、**ストレスを感じられない人のほうが、体に支障をきたしやすい**のです。

「私は今仕事で疲れている」「怒られたことから、立ち直れていない」と気づいている人は、「気づく」ということ自体が、それ以上の悪化を防ぐ力を発揮します。

一方で、傷ついた心に目を向けず、「なかったことに」している人の場合、そのうち体がSOSを出し始めます。

胃酸が出すぎて胃潰瘍になったり、頭の血管が急に拡張して片頭痛になるのは、「あなたは気づいていないけど、本当の心はすごく苦しんでいるんですよ」と、体が教えてくれているのです。

体調が悪いように感じたら、まずあなたの心が疲れていないか、自分の内側の声に素直に耳を傾けることが大切です。

体からのSOSをスルーしない

「自分はストレスを感じている」「気持ちが落ち込みかけている」と、しっかり気づいている人は、ストレスはすぐに体に症状として出てきません。

「もしかしたらストレスかも？」と思ったら、ひどくなる前に対策を講じましょう。

たとえば、「なんとなく調子が悪いな」と感じるようだったら、会社帰りにマッサージによってみる、銭湯でゆっくりしてみるなど、リラックスできる方法を生活に取り入れましょう。

就寝前にカフェインレスのハーブティーを飲むのもよし、低温浴をするのもよし、リラックスできる音楽を聴くなど、ちょっとしたことでいいのです。

自律神経を整えるような、なんらかの自分なりの方法を持っておく。心と体を休息させるようなことを行動化するのが大切です。

ストレスからくる症状に対して、あらかじめ手を打ちましょう。

自分の体のちょっとした変化に気づいてあげること自体が、大事な心の休息につながっている、ということを知っておいてください。

インフルエンザにかかりやすい人や風邪を引きやすい人は、会社に行かせないように体が仕向けている、と思ってみることが大切です。

そして、体からのＳＯＳを見て見ぬふりをすることなく、しっかりとその声に耳をすませることで、心身の調子が整ってきます。

The basic of Stress Management

14

「週末ぐったり」は、心の危険信号

!

身体的な疲労ではなく、
精神疲労の可能性が高い

ハードな運動をしていなければ、体は疲れないもの

「毎日体が重い」

「肩が張って、岩のよう」

「週末はぐったりして、つい寝だめしてしまう」


こういう方たちは共通して、「体が疲れやすくって」と言います。

体力をつけるために、ジムに通ったほうがいいのかな〜とおっしゃる方もいますが、実は体力の問題ではなかったりします。

なかなか抜けない疲労感。その疲れは、**身体的な疲労でなく、精神疲労の可能性が高い**ということです。


実は、現代人は体が疲れて問題になるということはあまり多くはありません。

体が疲れていたとしても、十分な時間寝たり、栄養をとったりすれば、ごく短期的に取れるものなんです。

土日についつい寝だめしてしまう…

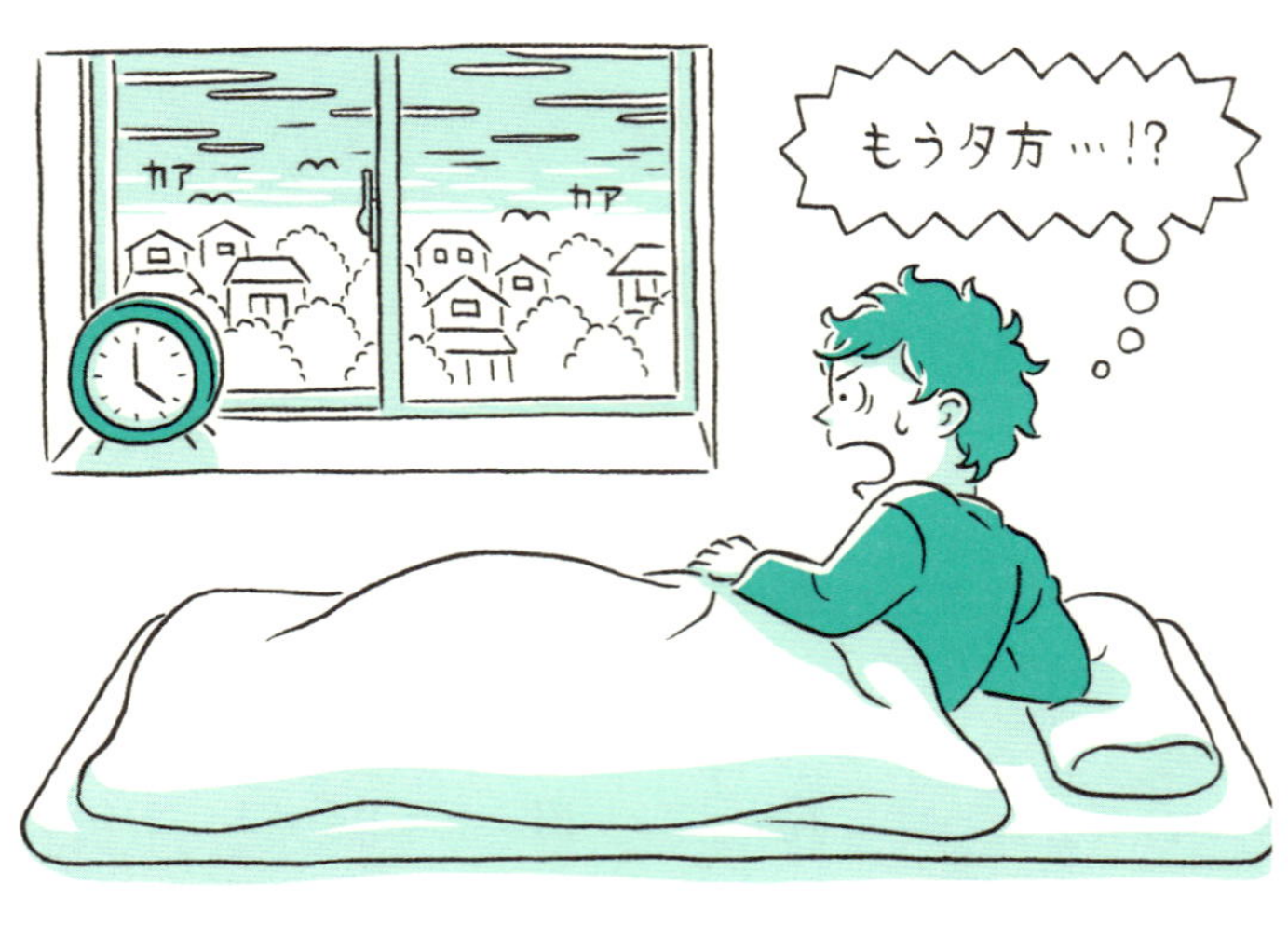

拙著『「精神科医の禅僧」が教える心と体の正しい休め方』（ディスカヴァー・トゥエンティワン）でもくわしく書かせていただきましたが、ハードな運動をしていないかぎり、めったなことでは体は疲れません。

一日中デスクワークをしている場合、腰が張る、肩が凝るなどはあったとしても、その程度の運動量では、体が重い、どっと疲れる、といったことは本来ないはず。

こういうときは、**心の疲れをためていると思った**ほうがいいです。

だるさが取れない人におすすめ！「ボディスキャン瞑想」

実は意外にも体の疲れというのは心地いいものです。たとえば登山をして、山小屋までやっとたどり着いて、お風呂に入ってあったまったときに感じるのは気持ちいい疲れ。登山後は体がだる重い感じがするけれど、心は健やかなので、疲れは1日か2日でスカッと治ります。

一方、平日や週末に体がドサッと重いのは、完全に心が疲れ切ってしまってるということ。心の疲れは、見て見ぬ振りをすれば少しはがんばれます。しかしながらその結果として、うつ状態になるまで放置する人が多いんです。

気力でカバーできる時点で、体の疲れではなく、心の疲れの証拠です。

月曜日が憂うつ、やる気が全然起きない、週末は寝て過ごしてしまう、など心の疲れで疲弊するのは、ノルアドレナリンとかドーパミンといった、やる気物質が枯渇してるのではないかとも言われています。

そこで、体のだるさが取れない方におすすめなのが、**「ボディスキャン」**という方法。

あおむけになって、痛みを感じる部位、頭、胸、胃、お腹、足先など、頭からつま先まで全体をスキャンし、ひとつひとつの部位に気持ちを集中させて、深呼吸でリラックスしていくというマインドフルネスです。

体の部位ひとつひとつの感覚に神経を研ぎすませていくと、実は体にあまり大きな症状が出ていないことに気づいたりもします。

すると、**「これは体が問題なのではなくて、心から来ているのではないか」**と気づけるのです。

体のだるさが心から来ているとわかったなら、今、自分が悩んでいることは何か、何がストレスと感じているのかを振り返ってみましょう。

ノートに書き出してみてもいいですね。

自分の感情に気づくだけで、体がスッと軽くなるのを感じるはずです。

体のだるさが取れないときは

❶ ボディスキャンをやってみよう!

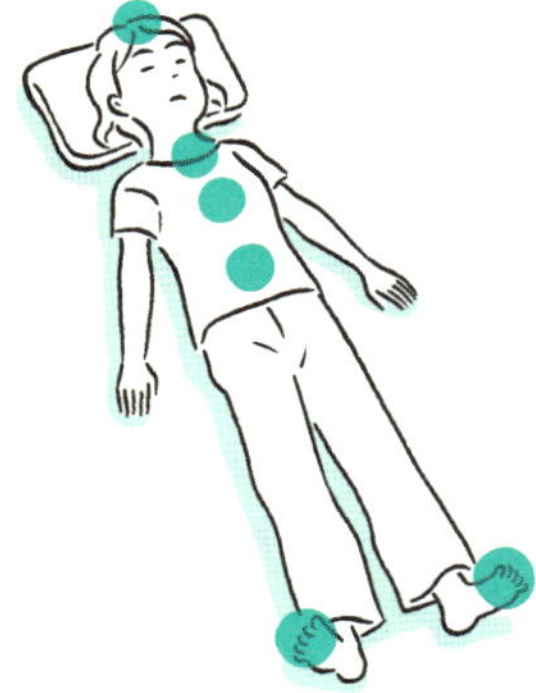

1. あおむけになる
2. 頭→胸→胃→お腹→足先など、全体をスキャン。ひとつひとつの部位に気持ちを集中させて、深呼吸でリラックスしていく

❷ 今悩んでいることについてノートに書き出す

今日は上司に怒られて
悲しかった。
あんな言い方しなくても
いいのに。
忙しいときに話しかけた
のがよくなかったのかな。

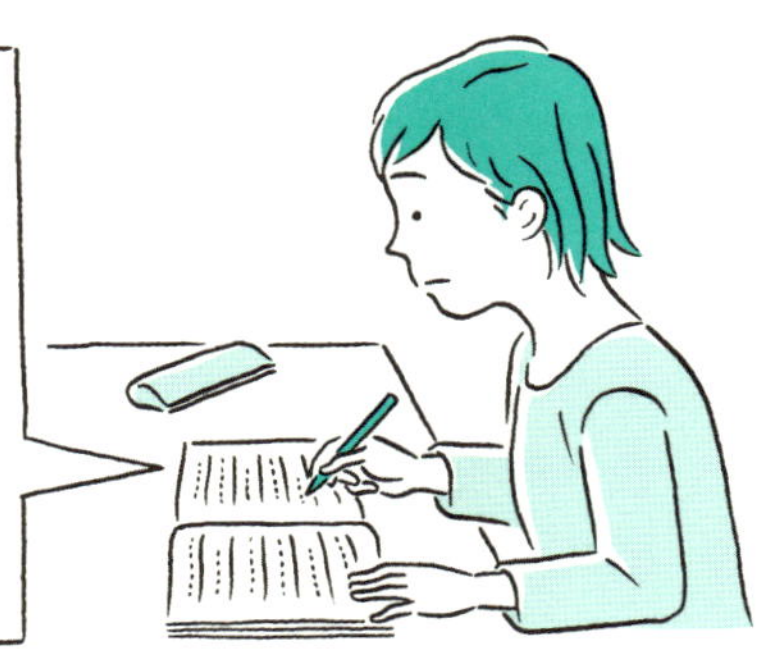

自分の体と心に目を向ける。
すると、心身がスッと軽くなる

The basic of Stress Management

15

たった15分の昼寝で体力が一気に回復する

!

ぐっすりではなく、うつらうつらがおすすめ

朝、日の光を浴びることで、心身のリズムが整う

体調を整え、ストレスをためない、タダでできる簡単な方法があります。

それが良質な睡眠をとることです。**睡眠は長さ、つまり量だけではなく、質も考えることが大切**です。量が十分でも質が悪い場合があるからです。

シンプルに考えれば、カーテンを開けたまま寝て、朝、自然光で目覚めるのが理想です。朝日とともに目覚め、日没とともに眠る。忙しい現代人のライフスタイルでは、なかなか難しいかもしれません。

朝の光が効果的な理由は、睡眠ホルモン・メラトニンと関係があります。

夜に増加するメラトニンは、網膜から入った朝の太陽光によって減少し、そして15時間後に再び分泌されますが、そのサイクルで生活するのが最善なのです。

朝の光を浴びていないと夜になってもなかなかメラトニンが分泌されず、眠くならないので、夜更かしをすることになります。そうすると朝起きるのが遅くなって、朝日を浴びられません。

朝、光を浴びておかないと、その日の夜の眠りが悪くなります。その繰り返しが悪

循環を招き、体調を崩す可能性があります。

さらに気をつけなければいけないのは、睡眠不足の蓄積、**「睡眠負債」**です。早起きしなくてもいい週末に、7、8時間で目が覚める人は睡眠負債はそれほど蓄積しないと思われます。一方、目覚まし時計がなければ十何時間も眠ってしまう人は、睡眠負債がかなり大きいと言えます。

朝の光を浴びましょう、と言いましたが、朝の光を浴びているのに、睡眠のリズム障害が治らない場合は、**夜の光刺激が強すぎる**のも原因のひとつだと考えられます。

都会都市部になればになるほど、ＤＳＰＳ（睡眠相後退症候群）が多いのは、都会の夜が明るすぎるからです。現在はスマホやコンビニが広く普及したため、地方在住の若い人たちにもＤＳＰＳが増えてきました。

良質な睡眠をとりたかったら、ベッドでスマホをいじらないことです。

昼寝の時間を導入している学校も

お昼ごはんを食べたあと、午後2時、3時くらいになると睡魔に襲われることはあ

短い昼寝は体力回復に効果アリ

仮眠室でグッスリ
眠るのはNG
15分〜30分、席に座って
うつらうつら居眠り。
夜の睡眠をよくしてくれる

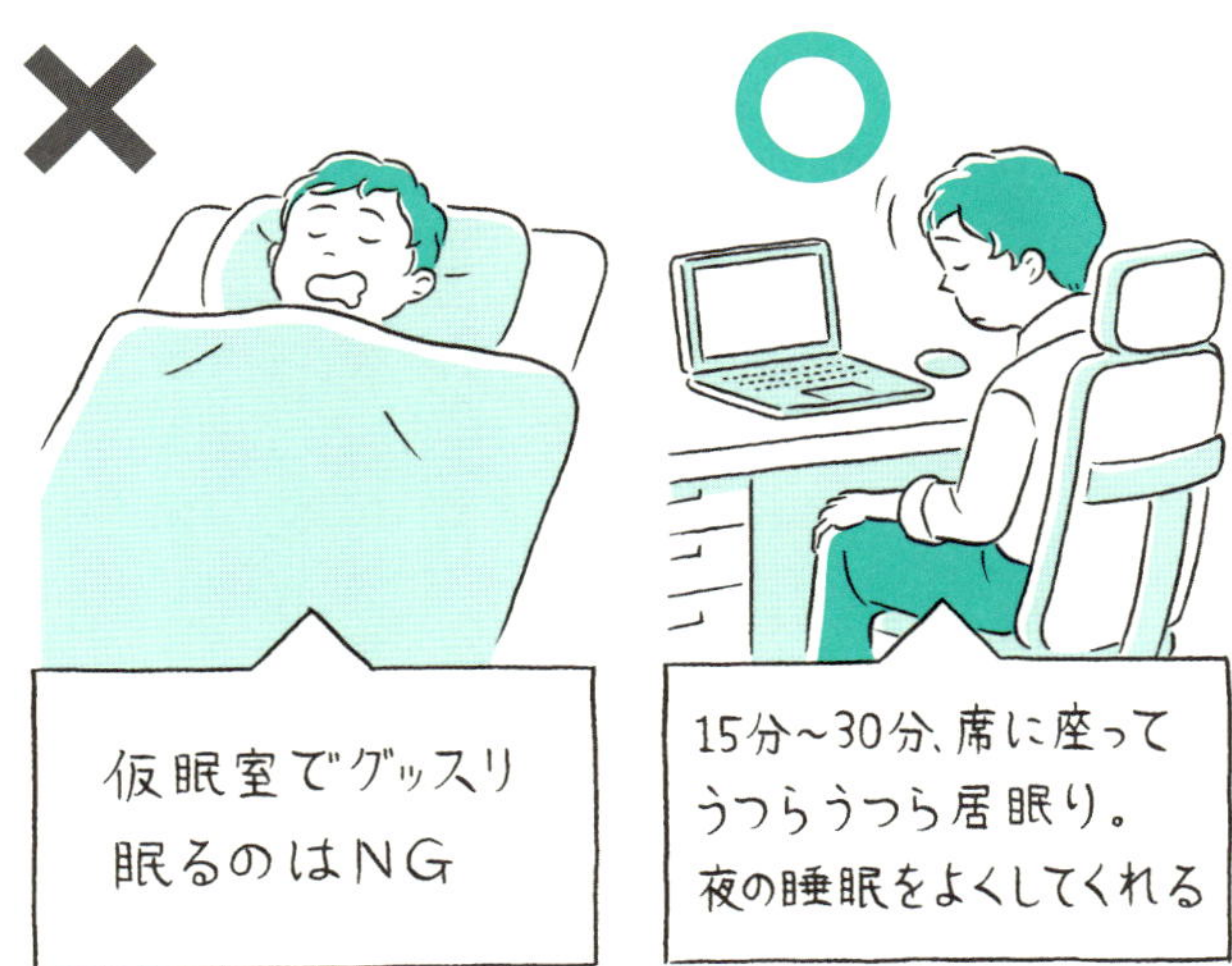

りませんか？

昼間に眠気が来たら、本来はムダな抵抗はしないで寝たほうがいいです。

15〜30分の「**ショートナップ**」は疲労回復に大きな効果があります。別名「パワーナップ」と言われ、海外の一流ビジネスパーソンが多く活用していることからも、その効果は信頼されています。

しかも夜の睡眠をよくしてくれる。

会社の休み時間に積極的に仮眠していただくことをおすすめします。

大手企業には仮眠室があるところもありますが、横になって眠ることはおすすめできません。本格的に寝ると睡眠深度が深くなりすぎ、起きてからボーッとしてしまうからです。席に座ったままで、うつらうつら程度の居眠りがいいのです。

昼の短い仮眠の有効性は実証されており、給食のあとに短い昼寝の時間を導入している小中学校や高校もあります。久留米大学の研究チームが15分の昼寝をした群としなかった群を1か月半比べたところ、昼寝をした群のほうの学力が向上したという報告もあります。机にうつ伏せで寝るわけですが、**適度な深さの睡眠が疲労を解消するため、集中力が高まり、午後の勤怠が改善する**のです。

ちょっと寝ることの効果は、計り知れないということですね。

通勤電車で睡眠時間を確保できる?

睡眠不足を行き帰りの電車の居眠りで解消しようとする人もいますが、これはちょっと危険です。

朝は一番長い睡眠から明けた状態です。その前の睡眠が長ければ長いほど、覚醒するのに時間がかかります。覚醒に向かっているときに、また眠ってしまうというのは、その日の夜、本来の睡眠の質を落とすことになります。

それだけでなく、**朝の通勤時に寝てしまうと、会社に行ってからエンジンがかかる**

電車で寝るのが習慣になっていませんか？

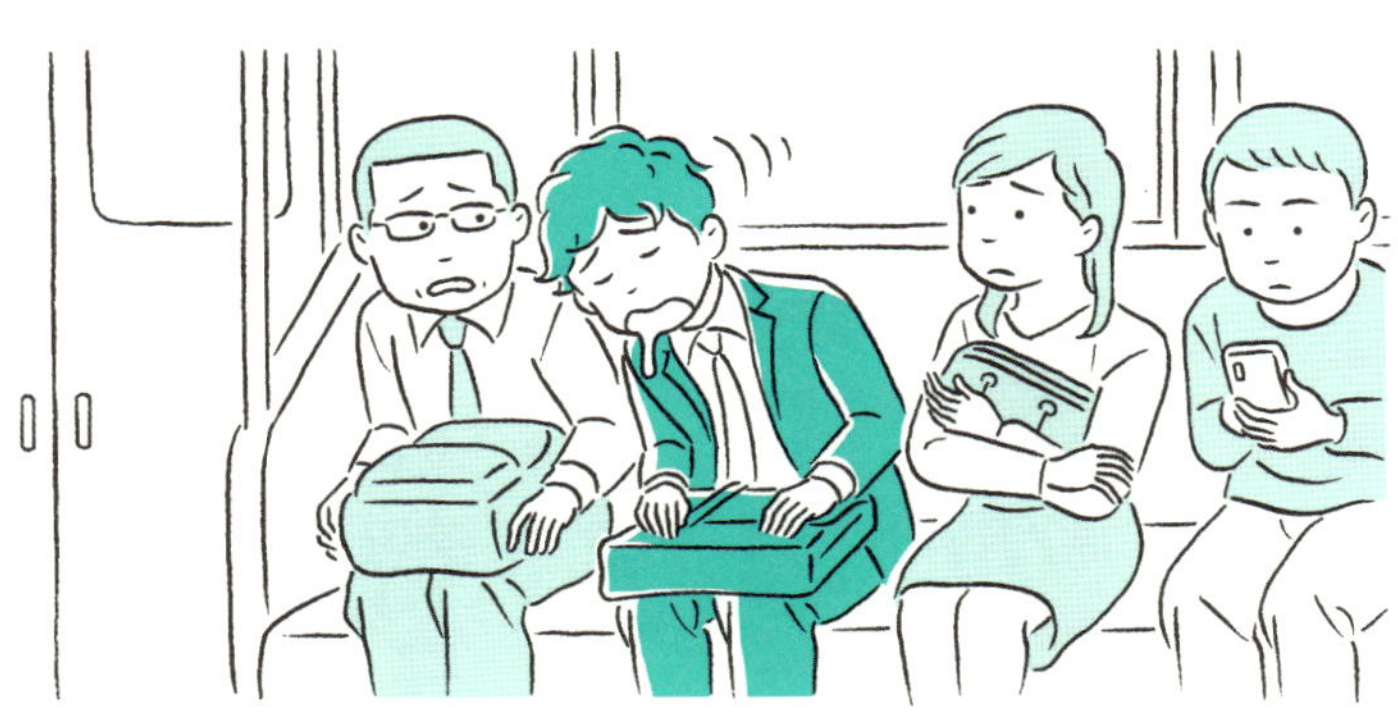

午後3時以降のうたた寝は夜の睡眠に悪影響！

まで時間がかかってしまうのです。

そして、行きの電車だけでなく、帰りの電車でも寝ないほうがいいでしょう。午後3時以降のうたた寝は、夜の睡眠の質を悪くする、と言われています。**帰りの電車では朝よりも疲れがたまっているため、深く寝てしまいやすく、夜の睡眠の質が悪くなってしまいます。**仮眠をとった、そのあとの数時間は覚醒が高まるので、夜早く寝る、ということから遠ざかってしまうのです。

日々の疲労を適切に解消する快眠を目指すためにも、行き帰りの電車で寝ずに、昼間に短い昼寝をするのがおすすめです。

The basic of Stress Management

16

切り替え力がアップする！週に一度の運動の習慣

！

変わったことに
周りからも気づかれる

「散歩」が切り替えスイッチに

長時間ひとつのことに取り組み続けていると、ストレスを感じて疲れてきます。

私も仕事でパソコンをずっと使っていると、目や肩が疲れてくるので、室内や屋外を軽く歩いたり、余裕があるときはジムに行ってゆっくり泳ぎます。

ここで大切なのは、**運動しているときは呼吸と手足の動きだけに集中する**ということです。

浮力のあるプールに入るということ自体、ふだんとはちがう感覚に包まれた状況になるので、大きな切り替えになります。できるかぎり場所を変えるということが大事なのです。

心身を健康に保つのにおすすめなのが、週に1時間でもいいのでスポーツを始めることです。スポーツするのが億劫であれば、散歩でもいいので体を動かしましょう。

体を鍛えるのが目的ではなく、切り替えの時間をつくっていることに意味があります。

「今は歩くことに集中している」という意識で散歩していると、心を切り替えるための新しい習慣が生まれます。**散歩する、という行動だけで、切り替えのスイッチが自然に入るようになるのです。**

最初は「切り替え力がついた」という実感はないかもしれません。

しかし、1年経って1年前の自分を思い出したとき、「切り替え力がついたな」とわかるはずです。

もし自分があまり変わったように感じなくても心配する必要はありません。

自分自身が変わったことに気づかないというのは、自然なことです。

本当に変化しているときはなかなか気づきにくいもの。「自分は変わった」と確信しているほうが、思い込んでいるだけの可能性があるのです。

いつも明るい顔しているね、集中力があるね、などと周りの人が先にその変化に気づくことが多いと感じます。そういった周囲の人のコメントが、一番の効果の裏づけなのですね。

運動を生活に取り入れると、切り替え力がつく

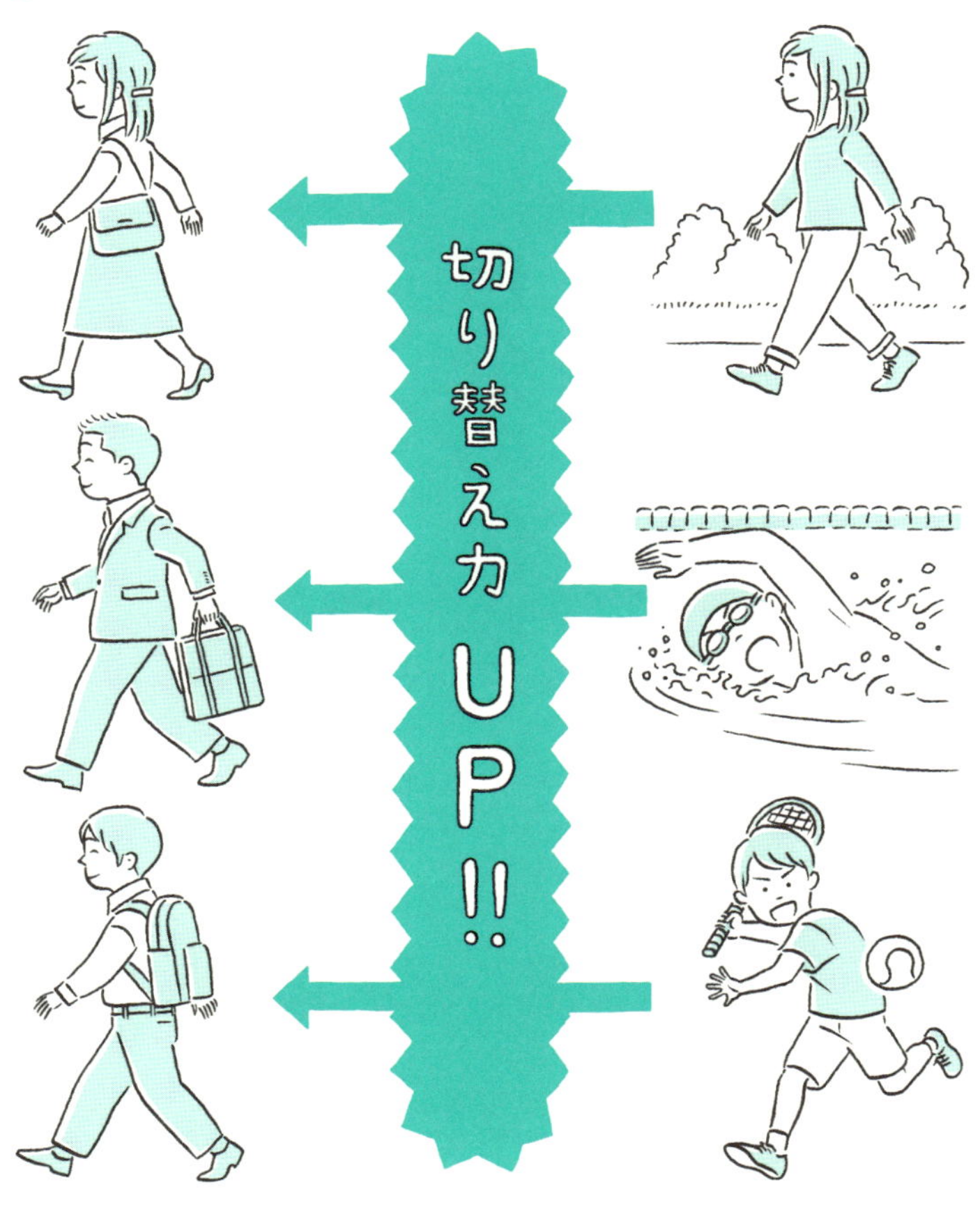

気づかないうちに、
仕事に対する意識も変わってくる

The basic of Stress Management

17

つらいときは、自分の体を「手当て」する

!

手のぬくもり、肌のやわらかさを感じると
心が安らいでいく

ストレスが軽減する「自分に触れるワーク」

ちょっと具合が悪い程度では会社を休まない……。

インフルエンザでも会社に行ってしまう……。


自分自身の体、必要以上に働かせていませんか?

周りに体調が悪そうな人がいれば、「具合悪そうですね。大丈夫ですか?」と労わるのに、自分は休ませない。

自分に厳しいという勤勉さは、日本人の美徳のひとつかもしれません。

しかし、自分自身を思いやる気持ちも大切です。日本人は自分に慈悲を向けることが非常に苦手なので、まず自分に慈悲を向けるためのワークから入るのもいいでしょう。

ストレスを軽減するためのセルフケアには、さまざまなテクニックがあります。

簡単なものでは、「自分に触れるワーク」があります。自分の頬や肩、腕や胸にやさしく触れたりなでたりすることです。

アメリカのテキサス大やハーバード大におけるセルフ・コンパッションのワークにも、この技法が取り入れられています。

私たちは「手当て」という言葉を普通に使っていますが、実は**自分の手を当て、自身の手のぬくもりを感じたり、肌のやわらかさを感じたりすることは、自分をケアする方法として大変有用**です。自分に手を当てていると、だんだんと穏やかな気持ちになっていくのがわかるはずです。

胸をなでおろすだけで、落ち着きを取り戻す

たとえば、失敗した自分を責めるような心境になったとき、いったん気持ちをリセットするために、「手当て」をしましょう。

何か失敗したときというのは、「自分は無能な人間だ」「いなければよかったんだ」などと思い、自己否定的な方向に走りがちです。

そして失敗を取り返すために必要以上にがんばってしまい、プライベートを犠牲にして仕事のミスをカバーするものの、焦っているため再びミスをし、結果的に非常な徒労感だけが残ってしまう。焦ると視野が狭くなるため、かえってミスを生み出しが

胸に手を置くだけで、心が軽くなる

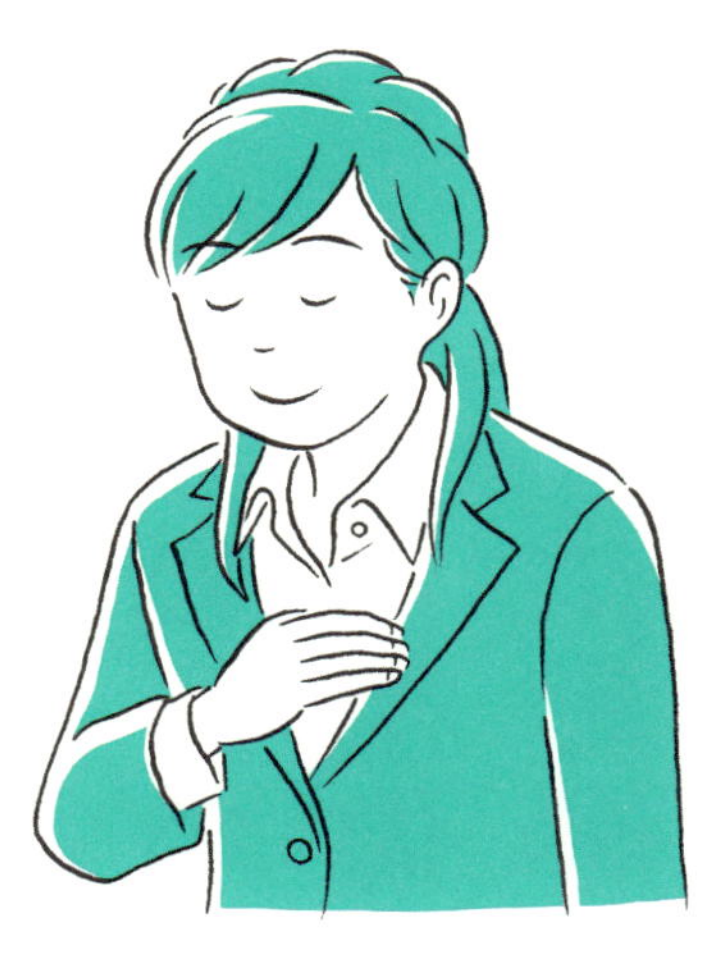

ちなのです。

失敗したときこそ、一度立ち止まり、自分をケアする気持ちを持ちましょう。

そして、胸もと、あるいは頬のあたりに手を置いてみるのです。

極度に緊張したとき、心臓のあたりがキューッとしたことはないでしょうか。まさにその、胸の真ん中の胸骨のあたりにそっと手を置いてください。

片手でも両手を重ねて置いてみても、どちらでもけっこうです。

こうして、ちょっとしたときに胸をなでおろしてみることで、落ち着くことができます。

The basic of Stress Management

18

雨の日、気圧の変化、季節の変わり目…気候は想像以上に心身に影響する

!

めまい、頭痛、吐き気…
自律神経系の対策は必須

体を温める、音楽を聴く…

ストレスは仕事や人間関係だけでなく、季節や気候、気温といった自然のものが影響することもあります。

「日照時間が短くなってくる9月、10月くらいから徐々に落ち込んでいく」という人もいます。

また、患者さんで意外に多いのが、雨になると頭痛になる人です。これは「気象病」と言って、市販の酔い止め薬が効果があることがわかっています。

気圧が上がりかけているとき、あるいは落ちかけているときに出る症状なので、雨がやんで晴れてくるときにも頭が痛くなるケースがあります。とくに台風の時期は、みなさんとても大変なようです。

気象病やの症状は頭痛だけでなく、めまい、神経痛、吐き気などさまざまな自律神経系の症状を呈するため、ご自身で自律神経を整えるすべを知っておいたほうがいいでしょう。

体を温める、雨のときはあまり外出しなくてもいいように事前に準備しておく、リラックスできる音楽を聴く、花の香りをかぐ……。

自律神経を整えるために、いろいろな手段がありますね。

うつうつとした状態を脱して、心がきちんと調整できるようになると、天気が悪い日でもネガティブな気持ちになりにくくなります。

うつ病を患っている方の中には、天気の悪い日は気分が悪化し、もっともうつ状態が重い状態では、雨の日の光景を撮った写真を見ただけで憂うつになる、という人もいます。

「雨」と「気持ちが落ち込む」ということは、本来、直結しないことですが、心の中で「雨＝落ち込む」という方程式をつくってしまっている人も多いように感じます。

人は「ランダムなもの」に癒される

心身は自然に大きく影響を受けています。雨だと憂うつ、台風の時期は体調が悪いなど、マイナスに働くこともありますが、本来は自然に接すること自体がプラスに働きます。

鳥の鳴き声、川のせせらぎ、雨音など、自然界は不規則な形や動き、音であふれています。ランダムなばらつきを有するものは、人間の心を落ち着かせるのです。たとえば、木の枝はランダムに生えてますね。1本1本の枝の長さは微妙にちがいます。自然なそよ風、波音、木漏れ日、心臓の拍動の間隔。ランダムで規則性のない音を「f分の1の揺らぎ」とも言います。

物理学者の武者利光さんの研究によると、**自然界の揺らぎの音を聴くと、脳内がα波の状態になって、癒しの効果をもたらす**ようです。

自然の中は、無音ということはありません。常に音がある。草が揺れていたり、鳥が鳴いていたり。自然のおだやかな音、動きを見たり聞いたりしているうちに、**「本来の状態」**になります。「本来の自己」、禅の世界では「自己の本分」と言います。

自然の中で心を落ち着けてみると、いろいろな情報や人の意見などに振り回されてバランスを崩していたところから、平常心に戻ることができます。

雲の動き、輝く月…見るだけで心が満たされていく

私たちはふだん、パソコン、スマホ、テレビ、机、鉛筆、機械などの人工物に囲まれています。人工物は無意識のうちに人間の心を疲れさせます。

たとえばテーブル。直角の部分や丸みを帯びたラインは計算してつくられています。人は規則正しく並んでいるものを見ると、心が整理できていいと思われがちですが、実はあまりにも規則的に配置されすぎたものの中で過ごしていると、かえって心が乱れてしまい、疲弊しやすくなると言われています。

心が塞ぎ込みがちな人は、毎日の中に積極的に自然とのふれあいを取り入れてみましょう。

空を流れる雲の動きを見る、月の輝きを見てみる、梅や桜など、きれいに咲き誇っている花を眺めてみる。

なんてことのないことかもしれませんが、そういうちょっとした「ランダム」なものを生活に取り入れることで、心が癒され、満たされていくのです。

第 4 章

集中力が
劇的にアップ！
雑念を消し去る
仕事術

The basic of Stress Management

The basic of Stress Management

19

今日できることを明日に持ち越さない

!

前倒しでストレスが半減する

「先延ばし」がストレスの大きな原因に

この章では、ストレスをためずに仕事に集中する方法をご紹介していきます。

みなさんは目の前にたくさん仕事を抱えているとき、どのように対応しますか?

できるかぎり先延ばしして、締め切り直前にやろう、そういう方もいるかもしれません。小学生の頃、夏休みの宿題を先延ばしして、登校日の前日に親御さんに手伝ってもらいながら必死にやっていたような感じ。

先延ばし自体を悪いとは言いません。

しかし、ここでひとつお伝えしておきたいのが、**「やらなくてはいけない仕事を終えないまま抱えている」という状態がストレスそのもの**、ということ。

「締め切りは来週だから」とギリギリまでやらないでいると、その間ずっとその仕事のことが気になります。

つまり、それは**ストレスにさらされる時間を長くすることになる**のです。

ストレスをためないために、仕事はあえて前倒しで進める習慣をつけましょう。

今日やれることは今日終わらせる。残業になりそうな仕事があるのがわかっている日はちょっと早めに出社して、朝やってしまう。

仕事は先延ばしせず、嫌なことほど先んじて終わらせる習慣が身につけば、悩む時間も少なくなるでしょう。

単純ですが、実はそれが何よりのストレス管理なのです。

「15分区切り」で「火事場のバカカ」を発揮

1日に作業ができる時間は、限られています。

私の場合、「今日は3時間だけデスクに向かえる」というときは、どんな仕事でも3時間はやり続けます。

そして、最後の15分は、今やらなくてもいい仕事、すぐに片づけなくてもいいものの、いつかやらなければならなくなるであろうことをやってみる。

短い時間でできることを少しずつやっていく、という積み重ねが、結果的に前倒しになるのです。

そして実は、この15分で1時間分のことが終わってしまうことがあります。「3時間ある」と思うと、スマホを見たり関係のない資料を読むなど別のことをしてしまいがちです。「15分しかない」と短く区切ることで、締め切り直前に追い詰められたときの、いわば「火事場のバカ力」が発揮されたりします。

心が整った状態で、切羽詰まったときの集中力を引き出せるのです。

10分ルーティン、15分ルーティンで、「今やらなくてもいい仕事」をやる時間をつくる。そうすると、いい形で視点も切り替わり、目の前の仕事の運びもよくなります。今やらなくてもいい先の課題をやるということは、自分で時間を操っていることになります。自分でコントロールできる感覚＝「自己効力感」がアップし、自己肯定感も育まれていきます。

時間に追われる、操られることがストレスになる。つまり、**自分で時間を操れば疲れもたまらなくなる**のです。

The basic of Stress Management

20

「あれもやらなきゃ」のストレスはToDoリストで9割解決

!

「あとどれくらい残っているか」を
可視化すると、頭の中が整理される

できるかぎり細分化して書くのがコツ

マルチタスクの時代。同時に複数の案件を抱えている人がほとんどです。かと言って、いつでも「次はあれをやらなきゃ」「まだあれが残っている」などと考えては、残っている仕事にストレスを感じてしまいます。

そこで、ＴｏＤｏリストの活用をおすすめします。

ビジネスパーソンの方はＴｏＤｏリスト、ご存じの方が多いのではないでしょうか?

自分のやるべき仕事をメモやノート、スマホなどに書き込んで、終わったらどんどんチェックをしていく方法です。

報告書作成、Ｂさんにメール、スケジュール表更新……思いつくかぎり、どんどん書いていきます。

できるだけ細分化して書き出してみましょう。そしてひとつ終わるごとにチェックして消していきます。

私もＴｏＤｏリストを1週間に一度ぐらい更新して使っています。

ＴｏＤｏリストのメリットは「見える化」できるということ。見える化すると客観視でき、仕事をスムーズに進められるようになります。

頭の中では、２つ以上の情報を取り扱う必要のある作業に従事する際、「ワーキングメモリー」（作業記憶）という特殊な機能を使っています。

あるひとつの作業をしながら、また別の作業のことを考えて、という記憶を保持しながら作業している状態です。

このワーキングメモリーを働かせているときはすごく疲れることもあります。記憶はほうっておくとランダムに出てきてしまうからです。

目の前にやらなくてはいけないことがあるのに、「あ、メール確認しなきゃ。電話しなきゃ」など、次から次にやることが浮かび上がってきてしまう。

結果的に、「さっき何やってたんだっけ?」と大事なことを忘れてしまうことにもつながります。

そういった**雑然と登場してきた「気になること」も、紙に書くと忘れられる**んです。

ＴｏＤｏリストを書くのが面倒だという人はポストイットでもけっこうです。

ポストイット1枚につき、やることをひとつ書く。書いたあとは、パソコンのデスクトップの画面の縁などに貼っておきましょう。そして、タスクが終わるごとに、書き込んだポストイットを捨てていきます。


脳は「先が見えない不安」をストレスに感じますが、何がどれくらい残っているのかを可視化すると、頭の中が整理されてストレス源を断ち切ることができるのです。


紙に書き出しておくと、仕事の処理スピードが圧倒的に速くなります。

脳のタスクが減るので、1回にひとつのことに集中できるんです。

「マルチタスク」は存在しない?

複数の仕事を同時に進めることを「マルチタスク」と言いますが、本当はマルチタスクではありません。

人間は同時に2つ以上のことをできないようになっているんです。

試しに右のパソコンでワードを打ちながら左でエクセルをやってみてください。よほどの名人芸を持った人でなければ、普通はできませんよね？

本当はシングルタスクを次から次にこなしているだけ。これもやらなきゃ、あれもやらなきゃと考えているから、頭の中が「マルチタスク」状態になってしまっているのです。


脳はシングルタスクしかできないようになっています。

だからこそ、「マルチタスク」の内容を分解して、ひとつひとつ書き出すことで、目の前の仕事に集中して取り組むことができるようになります。

結局、シングルタスクが一番効率がよくできるのです。


ＴｏＤｏリスト、使ったことがない人は、ぜひ今日から始めてみてください。

集中力が格段にアップしますよ！

ToDoリストで見える化しよう!

■記憶はほうっておくと、ランダムに出てくる

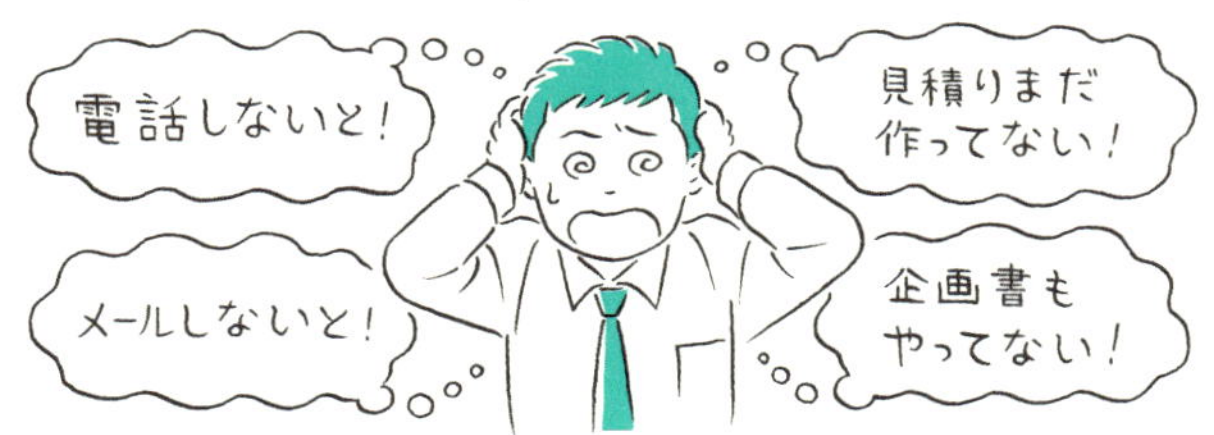

電話しないと!
見積りまだ作ってない!
メールしないと!
企画書もやってない!

目の前の仕事に集中できない

A社に電話
B社にメール
見積り
企画書作成

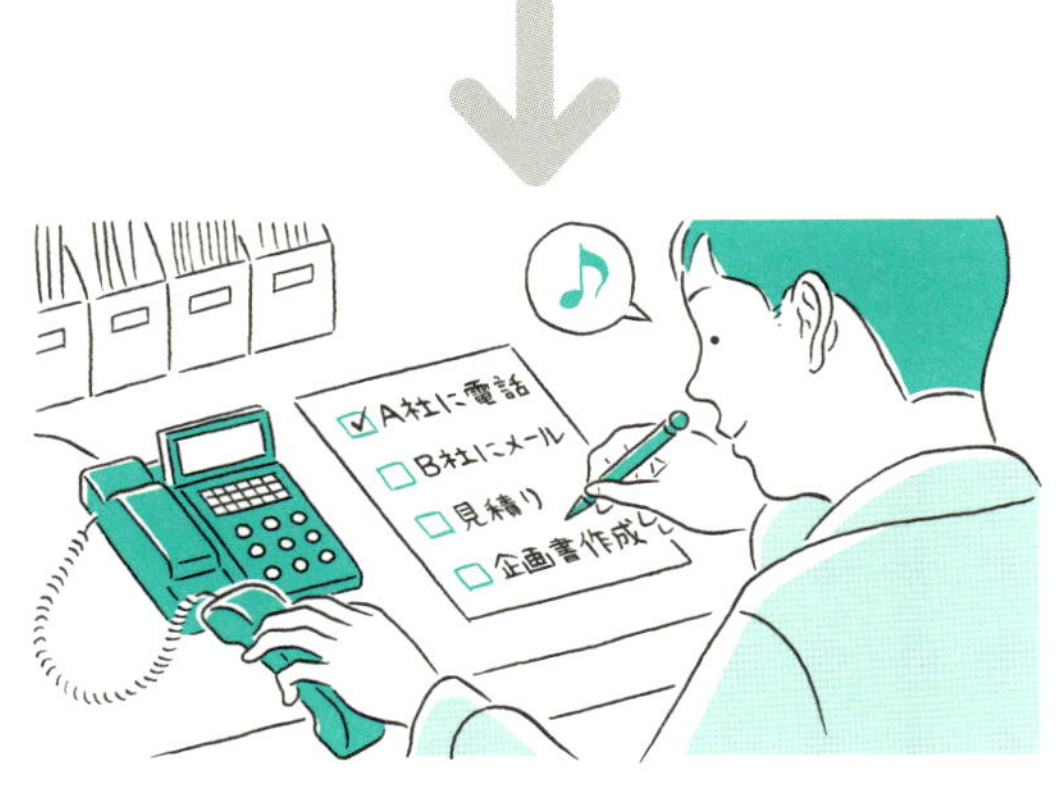

やることを紙に書き出すだけで集中力アップ!

脳のタスクが減り、
ひとつのことに集中できる!

The basic of Stress Management

21

段取りが苦手な人は、進捗状況を「見える化」せよ！

!

いつも「全体の何割」進んでいるか
把握しておきたい

「どこまで進んでる？」に即答できない…

残業続きの毎日……。

「しまった！　あの件についてメールするの忘れちゃった！」

上司からは「まだできてないの？」と言われ、取引先からは「あの仕事、どうなってますか？」と言われる始末。スケジュールのやりくりがうまくいかず、報連相をするどころか、人から指摘されて焦ってしまう……。

こんなことはありませんか？

段取りが苦手だな、と思う人は一日の終わりに、何をどこまで進めたかを書くようにしましょう。まず自分の進捗状況をしっかり把握すること。これが重要です。

自分の今取り組んでいる仕事とその進み具合を書き出してみてください。

「この仕事は全体の何分の1進んでいる。ここは終わって、あとはこれだけ」というふうに書けば、そのまま上司にも報告できる形になります。

上司から「あの仕事、どうなっている？」と聞かれて嫌な気分になるのは、自分自身で進度を把握していないのも原因のひとつです。

学生時代に先生から、「わからないことはないか?」と聞かれてフリーズしてしまったことはありませんか? どの部分がどうわからないのかが把握できていないから、その質問に答えることができなかった、という人もいるかもしれませんね。

どの点が理解できていないのかを把握できた時点で、勉強は短時間に効率的に進んでいきます。仕事の進捗状況を把握するのもこれと同じで、見える化することでスムーズな処理が可能となるのです。

自分のペースで仕事を進められるようになる

一方で、仕事が思うように進んでいないと、心を防衛するために、進度を把握できなくなることがあります。これを「否認」と言います。

途方もない量の仕事が残っているという状況を直視したくないから、把握できなくなってしまうのです。

この「否認」という心の機能は、無意識に発動されるので、直せと言われても直りません。

報連相がしっかりできると…

関係者への
電話は全部
終わりました。
明日40社に
郵送します

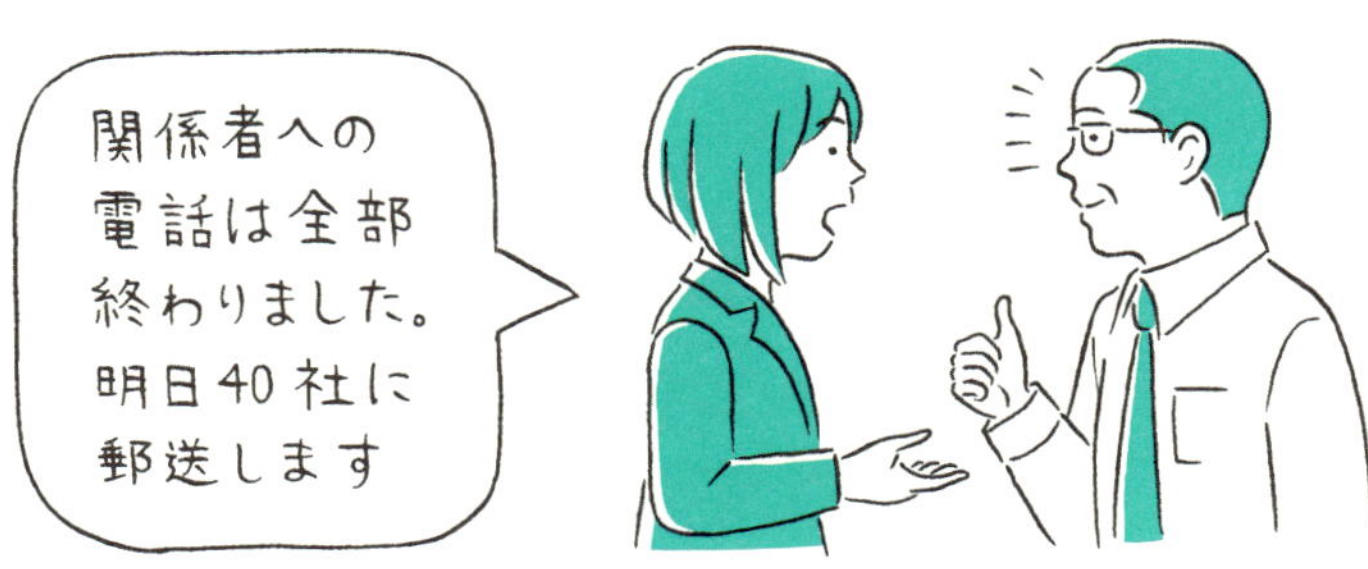

進行がスムーズになり、周りからの評価もアップ!

そこで、いつも頭がまとまらず、自分が今何をどの程度までやっているか把握できていない場合は、マインドフルネスが有効です。

気づく能力を養うことで、自分の心を観察する能力が復活し、否認の反応が起こりにくくなります。すると、物事がうまく進行するようになるのです。

「報連相」、つまり報告、連絡、相談がしっかりできるようになると、上司からも仕事を丸ごと任せられるようになるので、自分の采配でペース配分できるようになり、ストレスも激減するわけです。

ぜひ「見える化」の習慣をつけてくださいね。

The basic of Stress Management

22

デスク周りの整理整頓は脳の省エネに

!

本の「ツラ」をそろえるだけでも
ストレスがグッと減る

机の状態＝心の状態

会社のデスク周り、きれいですか？

机は心の状態をあらわしています。デスクがなかなか片づかない人は、心の中が整理できていない証拠であったりもします。たまに、雑然としているけど、どこに何が置いてあるかわかっている！という人もいますが（笑）。

デスク周りがきれいだと、集中して仕事に取り組むことができます。

片づける心の余裕がない……という人もぜひ、一度机周りをきれいにすることをおすすめします。

たとえば、何冊かの本がガタガタに積まれているのと、背をきれいにそろえて積んであるのを見るのとでは、脳にかかるストレスが大きくちがってきます。

背表紙を読むほうが脳の疲労度が高くなるのです。角度のちがう文字を同時に処理するので、脳にストレスがかかり、疲れてしまいます。

本の「ツラをそろえる」だけでもグッとストレスが減ります。見た目が平面になることで、脳の情報処理量を減らすことになるからです。

要は「省エネ」です。きれいにそろえておくことで脳が処理する情報量は減り、よけいなストレスを感じさせないようにできるのです。

図書館などに行くと心が落ち着き、読書や作業に集中できるのは、静かだからというこどももちろんありますが、きちんと片づけられ、本がきれいに整然と並べられた場所で脳が休まるからです。

物が置いてあるだけで、注意力を奪われる

禅では、日常行う農作業や掃除などのことを「作務」と言います。

農作業や掃除によって自分の心を清めているのです。

作務の中でも、もっとも重んじられているのは掃除、掃き掃除や拭き掃除です。

禅宗で坐禅をする場所を「禅堂」と言いますが、禅堂には畳と文殊菩薩の仏像の他に何も置かれていません。禅堂にかぎらず、禅宗寺院の建物の中はきれいさっぱりと物がほとんど置かれていないため、「がらんどう」(伽藍堂)と呼ばれています。

意識的にしろ無意識にしろ、**視界に入るものはすべて脳で処理するので、何か物が**

あるとそちらに注意力を奪われてしまい、瞑想の邪魔になります。だから坐禅をはじめとする瞑想は、できるだけ何もない場所で、半眼で行います。

散らかっている場所では、意識しなくてもいろいろな物体が視界に入ってくるので、脳に常にストレスがかかっている状態となってしまうからです。

整理整頓は、ムダなストレスを生まないためにも効果があります。

探している目的のものがパッと取り出せず、「あれはどこにあったっけ?」と常に探し物をしている状態は脳にとてもストレスがかかります。

掃除や整理整頓は、脳の省エネ。まさしくストレス管理の基本と言えるのです。

探し物に時間がかかって仕事の時間が削られるのは、自分でストレスをつくっているようなものです。机くらいは、ある程度整理整頓しておきましょう。

発達障害や注意欠陥多動性障害など、生来のハンディキャップのために片づけができないという人もいますが、そういう人も整理整頓された場所では落ち着くことが知られています。

整理整頓や片づけはストレスの軽減に効果的なのです。

ストレス軽減に効果的な「仕事じまい」の儀式

一日のはじめの動作と終わりの動作を決めておくだけでも、心が落ち着きます。朝、デスクに着き、パソコンのスイッチを入れて起動する間に意識して呼吸を整えてみる。そして終わりには軽く掃除をしてみる。

一日使ったパソコンやマウス、電話を最後にさっとふくだけでも気持ちが軽くなります。そうすると、「今日はこれで仕事は終わり」と自分の中で切り替えができ、アフターファイブが楽しくなります。

「あれをやってなかった」「明日はあの続きをやらなきゃ」と考えるのではなく、「ここからは自分の時間」と帰りの道のりすら楽しめるようになります。

「仕事じまい」の儀式をするだけでも、ストレスに対して効果的ということです。

心の状態を変えるポイントは、行動から入ることです。体を動かすことで、心の状態を切り替えるルーティンを活用するのです。頭の中でああでもないこうでもないと考えるのではなく、動きの中で積極的に心の調整をしていきましょう。

整理整頓できていますか？

何がどこにあるかわからない

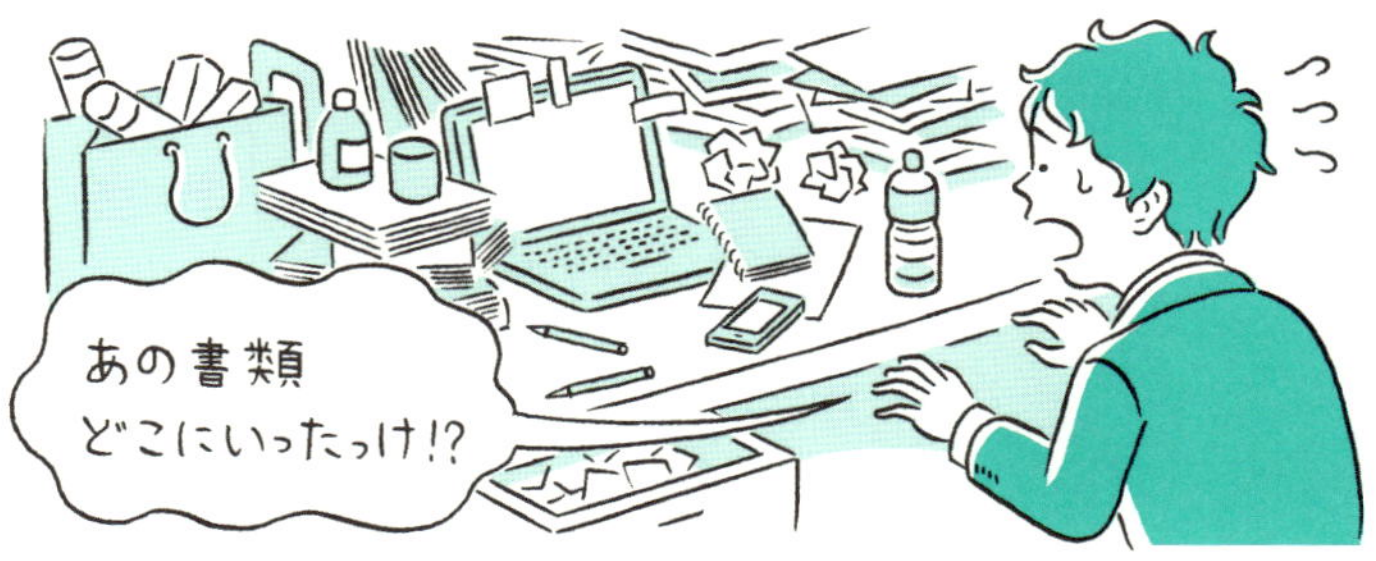

すべてどこにあるかわかっている

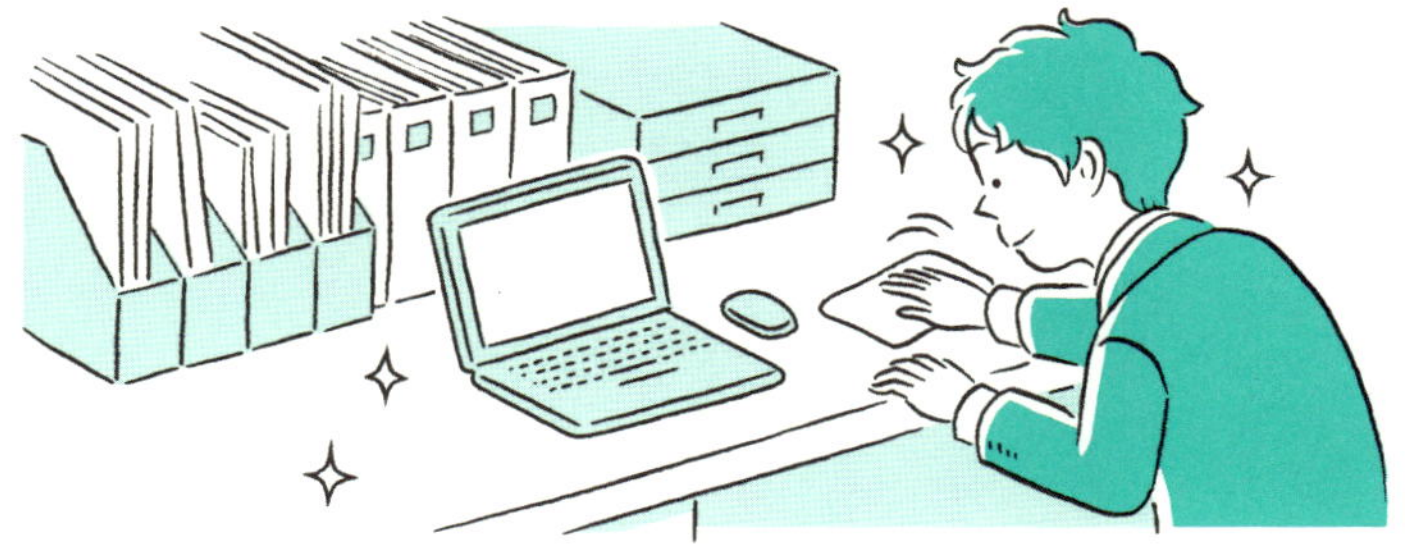

デスク周りがきれいだと、頭の中もスッキリ！
机の上をふくだけで気持ちが前向きに

The basic of Stress Management

23

定時帰りを目標に。そして、仕事は家に持ち帰らない

!

会社を出たら、
強制的にメールにアクセスできなくする

「チェーン・ワーカー」になっていませんか？

「会社から残業するなって言われているから家に持ち帰ってるんですよ」

「もっぱらＬＩＮＥとかメッセンジャーで顧客とやりとりしてるんで、夜中でも連絡したりしてます」


最近はビジネスパーソンの患者さんにも、こういう方が増えています。

みなさん、仕事のオンオフの切り替え、しっかりできていますか？

今の時代、スマホがあれば、寝る直前まで仕事ができてしまいますね。

便利は便利です。でもよく考えてみてください。もしかすると、月の残業１００時間超えてるかもしれないですよ？

タイムカードの切れない時間に働いている。タバコをいっときも手放せない人のことをチェーン・スモーカーと言いますが、最近では「チェーン・ワーカー」の人が増えています。メリハリもなく、連鎖的に仕事をし続けることは、過剰にストレスをかけていることに他なりません。

いつでもＩＴ機器を介してつながれてしまう時代だからこそ、自主的につながれないようにしましょう。一番いいのは、会社から出たら、強制的にメールにアクセスできなくすること。

会社に行かないとメールを確認できないようにするのが一番です。

生産性が落ちてきたら、仕事を見直す時期

ノマドワーカーの方の場合、仕事をしながらも好きなときにコーヒーを飲めたり、好きなときに泳ぎに行けたりなど、楽しい時間を持てることに大きな利点があります。

一方で、会社で普通に勤務しているのに、オフの時間もカフェで仕事をしている人のことを「ノマドワーカー」とは言いません。

会社でも家でも仕事をしていたら、「ずっとワーカー」です。

今の時代、無理をしても、何も助けてくれる後ろ盾はありません。

会社員として働く方の場合、仕事は会社にいる間だけにすることが、心身の健康を保つことにつながります。

休みをとらずに働き続けていると…

ON
あの件ですね今調べます
OFF
あ…ハイ！15分後すぐお送りします！

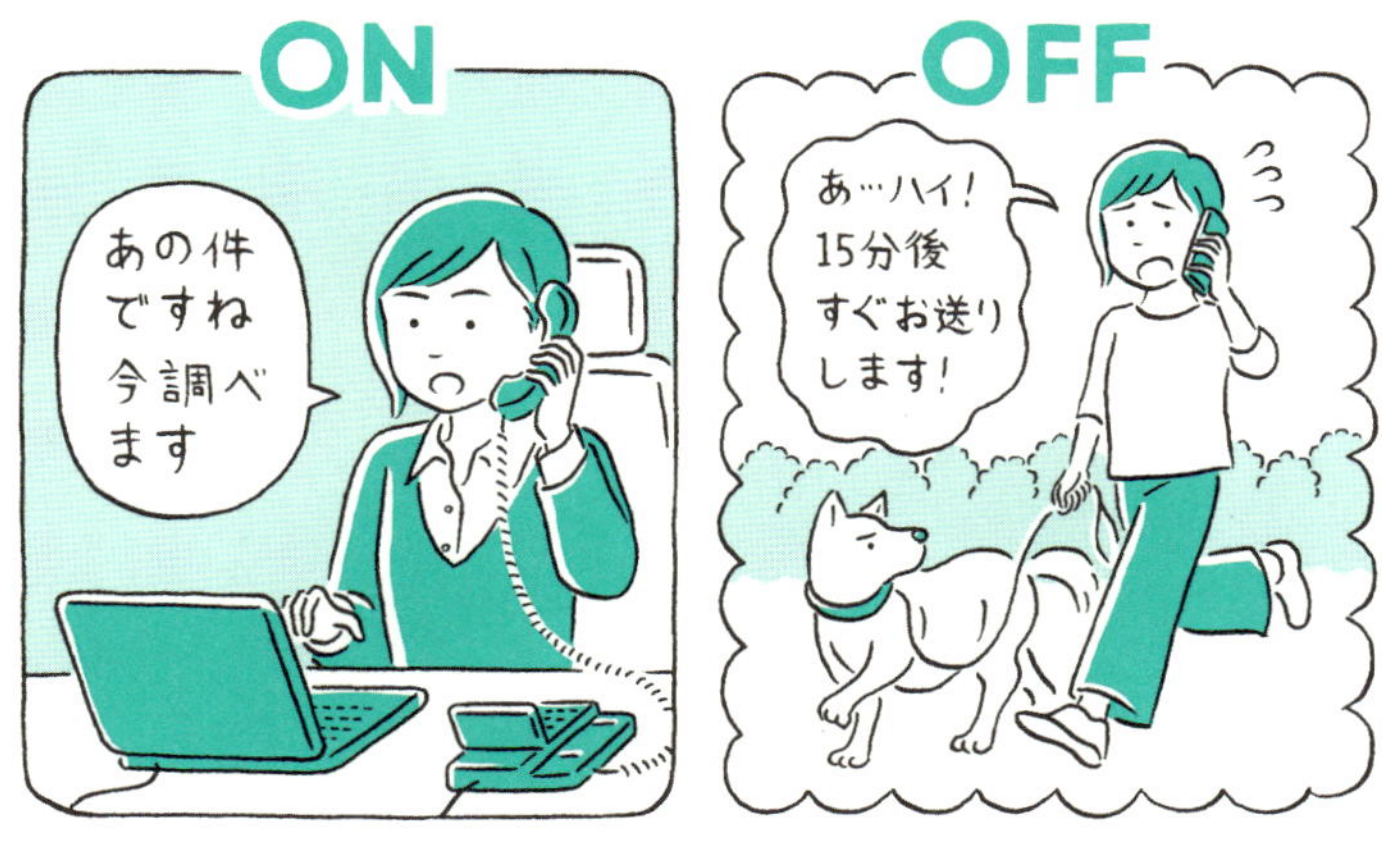

気持ちが落ち着かず、疲れやすくなる原因に

通院している患者さんの中にも、オンオフかかわらず仕事をし続けて体調を崩してしまっている方がよくいます。

そういう方には、思い切って、生産性が落ちてきた時点で休職してもらいます。

休職に入るべきであることをお伝えすると、「会社からの評判が心配」「出世に響いてしまう」と心配される方も多くおられます。

けれども、**生産性がだいぶ落ちてきている時点で、その人にとって限界**なのです。それは言い方を変えれば、自分の人生を見つめ直すときがきた、ということ。

人生という長いタームからすれば、休むという選択肢はとても有用なものです。

「自分を犠牲にする必要はある?」

限界まで働いて、いよいよ毎日出勤することもままならないような状態になってしまった人が、仕事を思い切って休んでみると、**人生の価値観、優先順位が変わってくる**、ということをよく経験されます。倒れる前までは、仕事は堂々の1位にランクイン、2位から10位までも全部仕事で、11位ぐらいにようやく自分のプライベートが出てきたのが、仕事とプライベートと家族が、同列1位の状態にまでなったりします。人によっては逆転する人もいます。

人生の優先順位が変わってくると、「家族のことを犠牲にしてまで仕事してるなんて残念だな」と感じるようにもなります。

そして、今まで「有休取るなんてとんでもない!」と思っていた人が、家族のために、「有休取ります」と堂々と言えるようになったりするのです。

体調を崩しがちになったら、精神的に限界にきていることに気づきましょう。

「自分の生きがいや心身の健康を犠牲にしてまでやらなければいけないものって、あるのだろうか?」と、自分の心に聞いてみてください。

「人生の優先順位」を見直す

■ 休職前

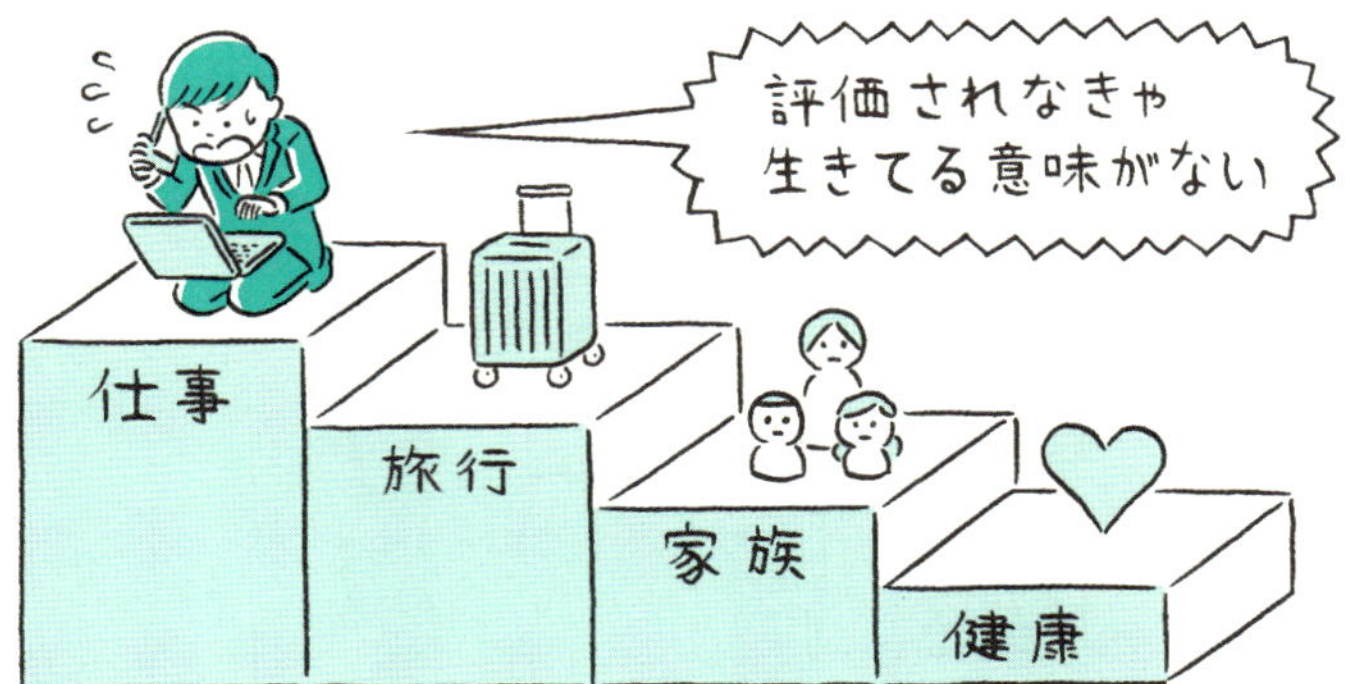

評価されなきゃ
生きてる意味がない
仕事
旅行
家族
健康

■ 休職後

体壊してまで
仕事する必要ないな
健康
家族
旅行
仕事

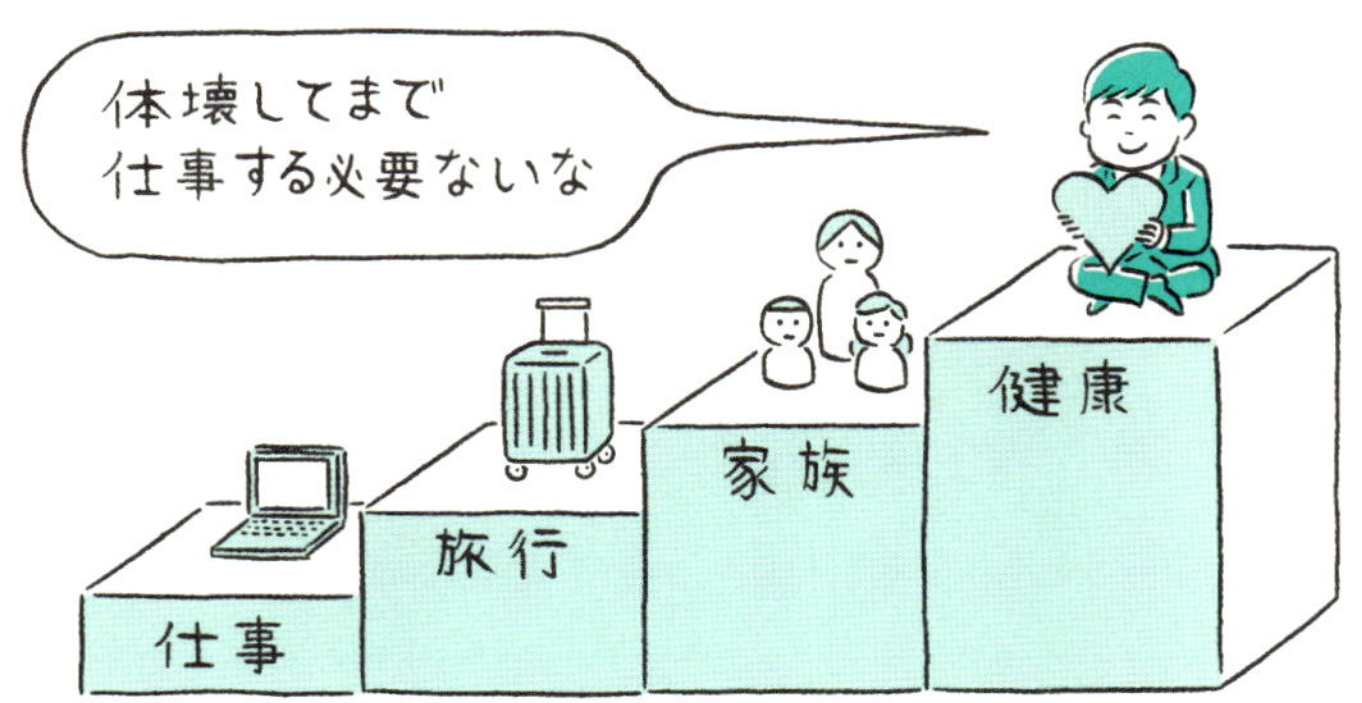

**仕事のことしか考えられなくなっているのは、
視野が狭くなっている証拠。人生を俯瞰して見てみよう**

The basic of Stress Management

24

「15分以内に終わらせる」。小さな目標でエネルギー効率が倍に

!

目標に向かってがんばることで、
「心幹」が鍛えられる

「やれるだけやる」では効率は上がらない

仕事をするとき、何か目標を立てていますか?

もし、今取り組んでいる仕事があったとしたら、

・お昼までにこの仕事を終わらせる
・今週中に10社に電話をかける

など、小さい目標でもいいので、常に目標を立てるようにしてみてください。

私たち人間は、**自分の行動のゴールが明確になっていればいるほど、効率が上がる**ことがわかっています。

ある実験で、「時間内で解けるだけ解きなさい」と言われて取り組んだ場合と、「何問解いたら終わり」と目標を与えられた場合と比べると、後者のほうが脳の作業効率が明らかに上がった、という結果が出ています。

目標が定まっていないときは、雑念が出て集中しにくくなります。

「あの人に嫌われてるのかも」「こんなこと言ったら失礼だったかも」「このままこの商品が売れなかったら、営業としてダメという烙印を押されてしまうかも」という雑念が出たり、そのネガティブな想念から逃れるために仕事中なのにスマホを見たり、ついダラダラしてしまったり。

一方、目標が明確で、その目標に向かって単純作業をやっているときは、「セントラル・エグゼクティブ・ネットワーク」という脳内ネットワークが稼働し、エネルギー効率がものすごく良くなって、疲れにくくなります。

「誰が何と言おうと、自分の目標には関係ない」

また、小さな目標だけでなく、時には大きな目標に立ち返ることが、かなりのストレス軽減につながります。

たとえば「自分はこの会社の中で業績を上げるのが第一目標である」という信念があれば、同僚が自分の悪口を言っていた、ということを耳にしても、多少動揺しても「自分の目標には関係のないことだ」と心がブレにくくなります。

人生の「目標」を立ててみよう

業界でトップ営業になる!
社内で1位をとる
今月5社大型受注
今週中に10社アポ
1日4社営業
定時退社
イライラ
クヨクヨ
ピリピリ
モヤモヤ

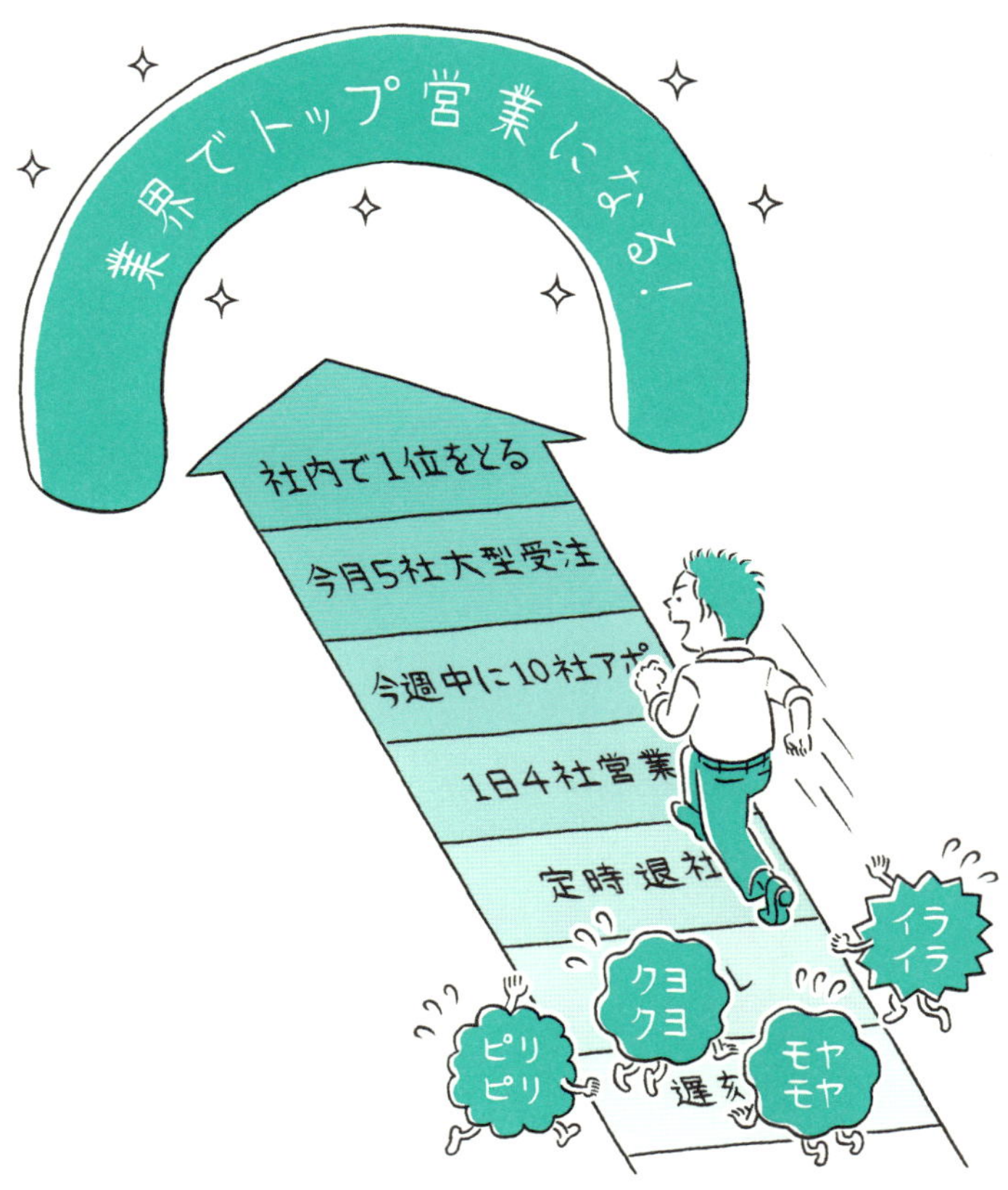

目標が明確であればあるほど
ブレにくくなる!

そして、自分が立てた信念は常に変わっていっていいのです。

あるときは「業績を上げること」が自分の第一目標だとしても、途中から「体調が良ければすべてよし」に変えてもいいわけです。

そのときどきに信念を持って仕事に取り組むことが大事です。


「禅の心」というのは、ブレない心を育むということ。心の幹、つまり「心幹」を育てているわけです。目の前のタスクに集中したり、目標に向かってがんばることで、「心幹」がより堅牢なものへと成長していくのです。

また心幹をつくるには、結果ではなく、自分のした行動に対して、意味づけができるかどうか、が重要です。

うまくやれているかいないか、ということよりも、今自分が取り組んでる、その事実を肯定できるかどうか。それが心幹になっていくのです。

究極的には「自分がここまで生きてきただけですごいじゃないか」と認めてあげられる。そのことが、自己肯定感そのものなのです。

第 5 章

もう人間関係に振り回されない

The basic of Stress Management

The basic of Stress Management

25

先手必勝であいさつする、ありがとうと言う

!

「心を開いています」というサインになる

あいさつしないだけで、「敵認定」されてしまう

人間関係が一番のストレスの大元！というぐらい、悩みが尽きませんよね。周りの人との関係がなかなかうまくいかない、という方にぜひ意識してみていただきたいのが、「あいさつ」です。

あいさつの仕方ひとつで人間関係がガラッと変わります。

みなさん、あいさつは得意ですか？

「おはようございます」「お先に失礼します」など、ちょっとしたひとことを相手の目を見てしっかり言うだけで、信頼度が急激にアップします。

あいさつを自分からするというのは、相手に対して心を開いていることを表現する、もっとも簡単で、自然に行うことのできる手段だからです。

私たち人間は、相手の行動やしぐさから、自分に対してオープンな心を持っているかどうか、無意識下で相手のことを常に監視しています。そして、その監視によって

得られた相手から発せられている情報を集約した結果、自分に対して心を開いていないと判断すると、相手を敵とみなすか、少なくとも味方ではないという前提で行動するようになります。

味方ではない前提なので、おのずと相手に対して脅威を与える言葉やしぐさが選択されることになります。

やっかいなのは、深層心理で行われるこれらの情報処理は、自分自身でも気づかない一瞬のうちに行われるため、自覚できないということです。

すると、知らず知らずのうちに、相手に対して冷たい対応をしたり、トゲのある言葉を投げかけたりしてしまうのです。

返事がなくても気にしない

あいさつをしてくれない相手に対しては、意識の深いレベルでとっさに**「この人は自分を拒絶している」**と判断し、以降の対応がすべて敵対的なものになっていくというのは、決して大袈裟な話ではありません。

もちろん、時には「あいさつしたのに返事もなかった、だからもうしたくない！」という場合もあるでしょう。だからと言って、あいさつする習慣自体をやめてしまうのは、あまりにももったいない選択です。

そこで、「相手の反応が良いか悪いか」という評価や、価値判断自体を手放す「マインドフルネス的思考」が重要になってきます。

先にあいさつをするときは、相手の反応を期待しないことが大切です。**「声をかけたのだから返してくれて当然だ」と思わずに、「一方通行でもいいや」くらいの気持ちであいさつを投げかけてみることが肝要です。**

人の性格や気性は本当にいろいろです。あいさつされても返せない内気な人もいますし、「なれなれしい人だな」と怪訝に思う人もいます。

近年日本でも多くの方に人気を博しているアドラー心理学では、これを**「課題の切り分け」**と表現しています。

その人が自分にとって不適切な態度をとるのはその人の課題であって、自分の課題ではないのだから、自分の努力ではどうしようもありません。

「これは自分がやきもきすることではない。相手の問題なのだから」というように、自分の課題なのか相手の課題なのかを分けて考えることで、ストレスはグンと軽減されます。

「すみません」よりも「ありがとう」

また、謝る場面ではないのに、「すみません」と言うクセ、ありませんか？

何か譲ってもらったとき、手伝ってもらったときなど、「すみません」ではなく、「ありがとう」を言うようにしてみてください。

感謝されて嫌な人はいません。

そして、ぜひいろいろな場面で、積極的に「ありがとう」と言う練習をしてみましょう。


ありがとう、と言うためには、相手の行動をじっと観察する必要があります。

ありがとう、とは、「有難い」ということ。「当たり前」の真逆の意味です。

コミュニケーションは「見返り」を期待しない

■ あいさつしても返事をしてもらえないとき

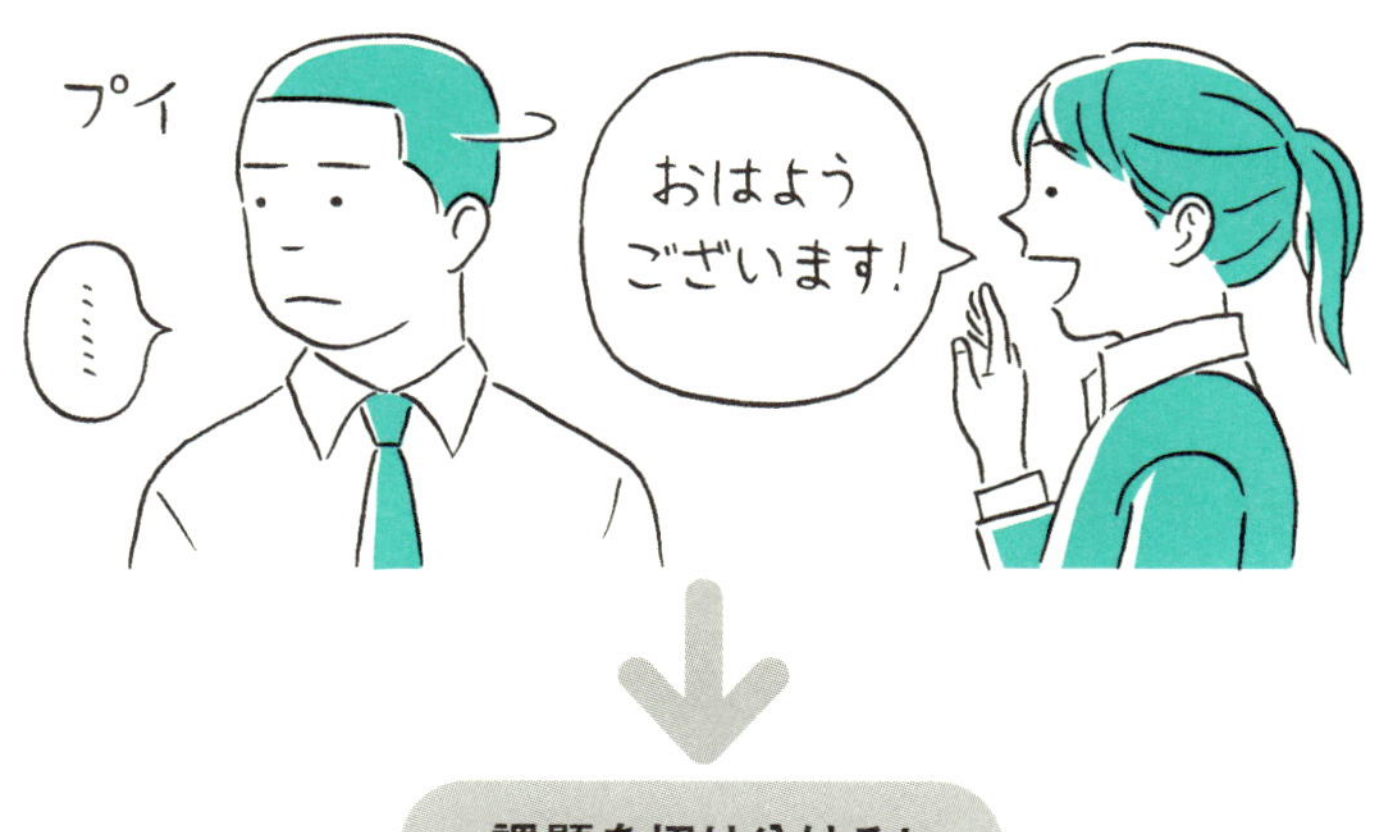

課題を切り分ける!

相手の問題	自分の問題
返事をするか どうか	声をかけるか どうか

「相手の問題」と「自分の問題」を見分ける。
それも立派なストレス管理

相手の行動や言葉をしっかりと見つめ、「これは簡単にはできないことをしてくれたな」と思えるような題材を見つける習慣を持つのです。

今あるもの、今していただいたことに対して感謝の気持ちを抱き、言葉にする。その姿勢によって、信頼関係がどんどん育まれていきます。


たとえば、上司や先輩に散々怒られたあとだと、なかなか「ありがとう」という気持ちにならないかもしれません。

しかし、まず叱る、怒るという時間やエネルギーをあなたのために使っているという事実があります。

そして、怒っているその裏には上司や先輩があなたの至らない部分をカバーしてくれていたのかもしれません。


「大変申し訳ありませんでした。迅速に対処していただいてどうもありがとうございます」と、素直な心で表現してみると、「あれ、意外としっかりしているね」と相手からの信頼度もグッとアップするはずです。

怒られたときは「謝罪」に「感謝」をプラス

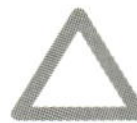

申し訳ございませんでした

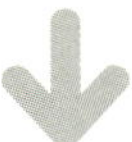

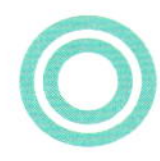

申し訳ございませんでした。
フォローしていいただいたおかげで
大事に至りませんでした!

感謝の気持ちが信頼につながる

そもそも、感謝されて嫌な気がする人は滅多にいないはずですよね？

素直に謝罪できたり、感謝の念を表現することのできる人には、周りの人も自然と何かしたくなるものです。

ぜひ感謝の気持ちで接するようにしてみてください。

The basic of Stress Management

26

こんなにやって あげているのに…

!

見返りがない前提でやってみる

無意識のうちに「ギブ」と「テイク」の量を測っている

自分が相手にしてあげたことに比べて、相手は自分に相応のことをしてくれていない、と感じて不満に思うことはありませんか？

「仕事を手伝ってあげたのにお礼も言わない」

「自分はお土産を買ってきたのに、あの人はお土産をくれなかった！」

「これだけのことをしてあげたんだから、その分の見返りがほしい」と思ってしまう。

人によって意識しているか、していないかの差はありますが、ほんとんどの人は、自分が与えたと思っている量と、相手が与えてくれた量を無自覚に測っています。

とくに、**ストレス社会においては、自分のしてあげたことを過大評価し、相手にしてもらったことを過小評価する傾向にある**と言えます。

そういうわけで、いつも自分は「テイク」よりも「ギブ」が多くて不平等だ、と感じているのです。

なぜそようなことが心の中で起こるのでしょうか。

そのカギとなるのが、やはり**「自己肯定感」**です。

日本人の自己肯定感は他の先進諸国に比べてとくに低いと言われています。


自分の取り分が少ないと感じ、目くじらを立ててしまうのは、自分が満たされておらず、自己肯定感が低いからです。

自分が満たされているとふだんから感じられる人は、たとえ自分が多少の損をしている状況に遭遇しても、そのことを気にもかけません。

「自分にも他者にも公平に与える」

たとえば、大金持ちで何千万円も寄付する人がいますが、それは年商数億円、数十億円の彼らにとっては大した額ではないからです。

満たされている人は、人への施しをなんとも思いません。では、そのような利他的行いをできるのは大金持ちだけでしょうか?

そうではありません。心の持ちよう、物事の捉え方ひとつで、自己肯定感を高め、おのずと他者を大切にする行動を選択できるようになります。

仏教の教えにはこのことが端的に盛り込まれています。

大切なのは「自分にも与え、他者にも与える」ということです。これは差引勘定で考えることではないと知っておくことが大切です。

そして、忘れてはならないのは、**「不公平には与えない」**ということです。

とは言っても、Aさんと B さんで不公平にしない、ということではありません。

「自分にも他者にも公平に与える」ということが大変に重要なのです。

自分に与えることをまったくしないまま、他人に与えてはいけません。

自分の存在を認める前に相手に施しをすると、どうしても見返りを求めてしまいます。 見返りを求めて何かをしても、見返りが得られない場合のほうが多いので、そのような状況が繰り返されれば遅かれ早かれ自分の心が破たんしてしまいます。

誰かに対して、施しをしようと思うなら、はじめから見返りがない前提でやってみることです。

まずは自分を肯定する

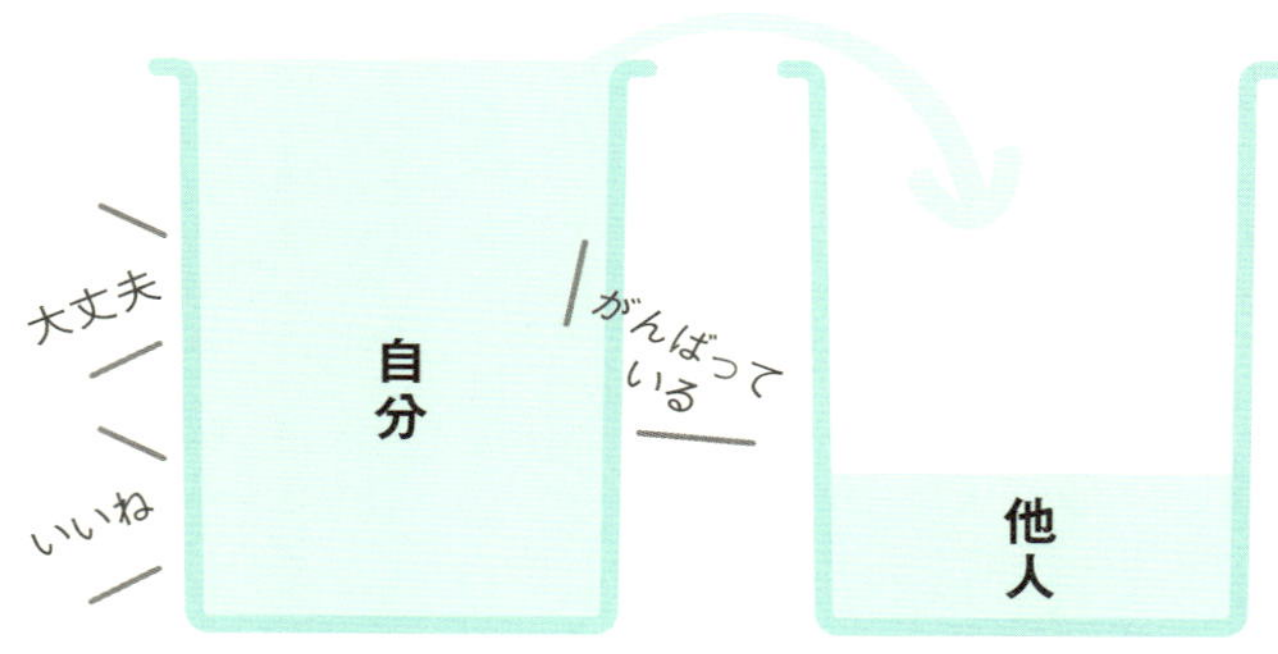

自分を満たしていれば、見返りを求めずに与えられる

何かしてあげたいという素直な気持ちは大切にしていただきたいのです。

しかし、その前にまず自分自身を受容する、肯定してあげることが大事です。

自分でも相手に対して何かをしてあげられるんだ、という思いは、自己肯定感につながります。

自己顕示欲や、認めてもらいたい気持ちを満たすためにするのではなく、相手の為に何かをしてあげられること自体を楽しむように、陰徳を積む。

誰かに「私はこんないいことをしたんです」とアピールして自己顕示欲を満たすのではなく、逆に「よい行いをさせて

いただいて、ありがとうございます」と思えることこそが、本当の幸せへの近道です。

陰徳を積むことは、自己否定をしている状態やストレスにさいなまれている状態では、なかなかできません。

まずは自分を肯定してあげることが先決なのです。

The basic of Stress Management

27

「ヒトギライ」を克服したければ、「人間観察」をしてみよう

!

初対面の「なんか苦手」はあてにならない

歓送迎会が憂うつ…

初対面の人と会うとき、
「わぁ、どんな人だろう！　楽しみ！」
「緊張するな、会いたくないな」
どちらのタイプでしょうか？

入ったばかりのサークル、新卒の内定者懇親会、歓送迎会、社外セミナーなど、初対面の人と接する機会はたくさんありますよね。

初対面の人が苦手、という人は多いもの。ストレスをためがちなのは、もちろん、「緊張するから会いたくない」というタイプの方です。

初対面で「なんかこの人、苦手だな」と思うと、その印象をいつまでも引きずってしまうため、その人と会うたびにストレスを感じてしまうことになります。

ここでは、初対面のストレスを軽減するための方法をお伝えします。

はじめて会った人に対して「苦手だな……」という気持ちになったら、過去に苦手だった人のうちの誰に似ているのかを思い出してみましょう。

父親や母親、子供の頃にすごく怒られていた先生など、記憶を探索してみると、必ず似たタイプの苦手だった人がいるはずです。

「苦手な人に似ていると感じるから嫌な気持ちになるのだ」、というように、理由を「見える化」する。

それによって、「この人とあの人はタイプは似ているかもしれないが、同一人物ではない」ということがわかれば、「苦手だ」という先入観が払拭されます。

よけいな想像や先入観なしで接することで、その人のよいところが見えてくるのです。心の中で、「この人はあの○○さんとはちがう人だ」と何回かつぶやいてみるのも効果的です。

「観察する目」で見れば、感情に流されなくなる

また、初対面の印象はあまり参考になりません。

先ほどの苦手な人とは逆のパターンで、「昔、自分にすごくよくしてくれた○○さんに似ている感じだからきっといい人だ」と思ったりもしがちですが、実際にはまっ

「苦手」を「見える化」してみよう！

なんだかあの人感じ悪いな…

・苦手なAさんに似ているから、
嫌な気持ちになるんだ

・初対面だと緊張するタイプなのかも

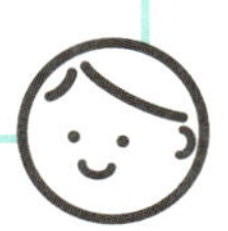

「感覚」に支配されないことが大切

たくちがったりすることも多いものです。

第一印象で「きっといい人だろう」と判断してしまうと、あとでその人が自分の意に添わない対応をしてきた場合、怒りや落胆などのネガティブ感情が何倍にも大きく生じてしまいます。

初対面で生じた先入観で相手を見ることは、それがいいイメージであっても、悪いイメージであっても、コミュニケーションを円滑にはかるための障害となりえることを知っておいていただきたいのです。

ではどうすればいいのか？

答えは非常にシンプルです。

初対面の感覚に支配されず、これから付き合う中で事実をきちんと「観察」していけばいいのです。

観察する目で見れば、感情に流されなくなります。相手が怒ったら「怒られた……嫌だな」と自分の感情に取り込まれるのではなく、**「この人はこういうタイミングで怒る人なんだ」**と、単なる観察事項にするわけです。

まるでその人の調書をとっているような心構えで接すれば、よけいなストレスを感じなくてすむようになるはずです。

「人間関係の事例集」にストック

とくに慣れていない相手や距離を感じる相手、あるいは緊張関係にある相手とコミュニケーションをとるときは、基本的に人間観察をするスタンスでいると、対人ストレスがグッと軽くなります。

たとえば、あいさつをして返事がなかったとしても、「○○社の××さんは割とドライな対応をする人なんだな」と頭の中でメモする。

同じ人と次に会ったとき、意外とフレンドリーな対応をしてくれたのであれば、

パッと見、嫌な感じがしても…

なれなれ
しいな…
派手だし
苦手なタイプ
だ……
トシ
いくつ？
人間関係
の
事例集
いやまてよ、
派手なタイプでも
話しやすかった人は
今までにいたよな…
24歳
です
なんだ
タメじゃん！
これからも
よろしく！

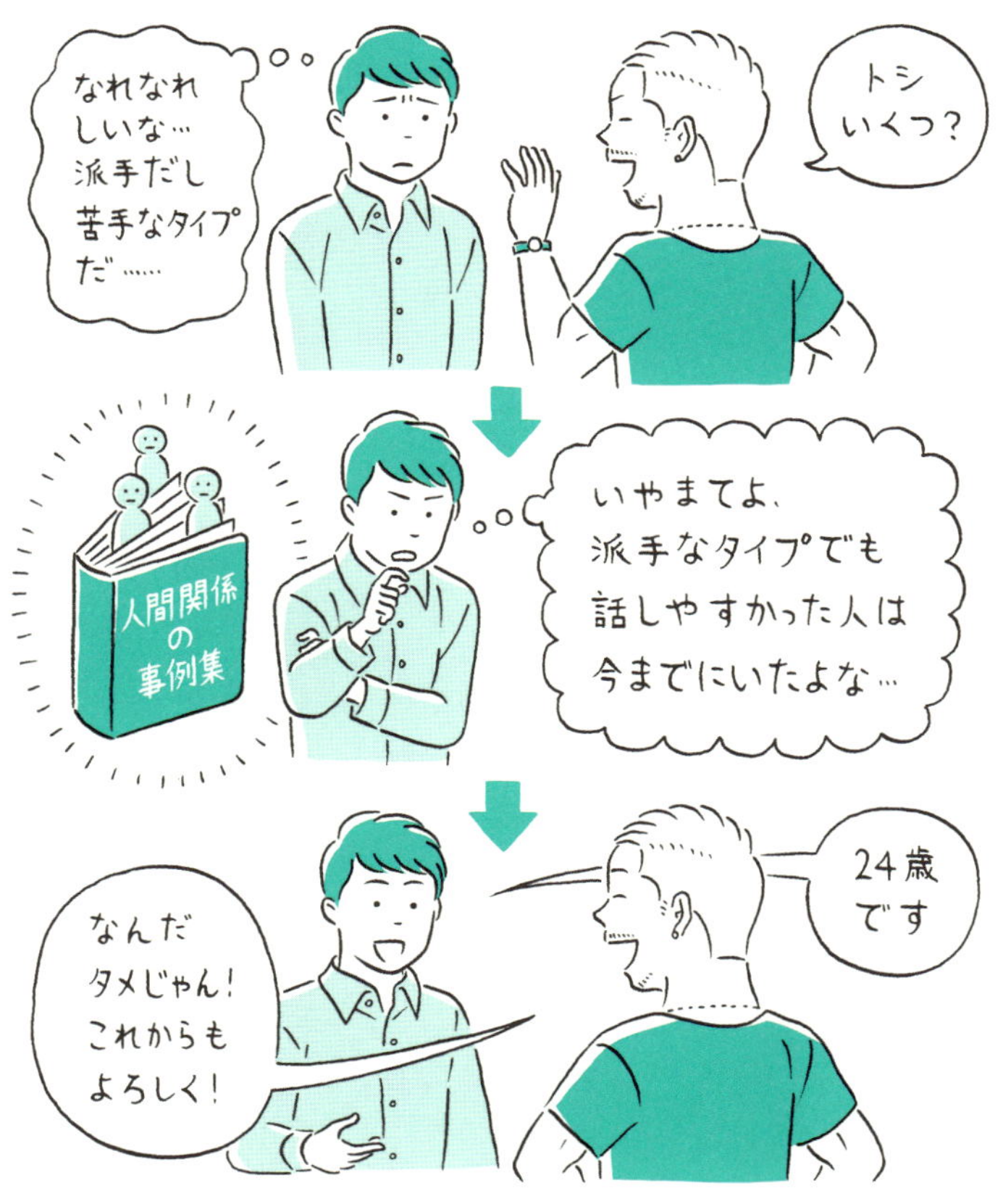

どんな人でもまずは受け入れてみよう。
付き合う人の幅が広がっていく

「初対面では緊張する人だったけれど、打ち解けるのも意外と早い人なんだな」と上書きする。観察したすべてを自分の知識と経験に変えていきます。

頭の中の「人間関係の事例集」にストックするつもりで、相手に接すれば、よけいなストレスが低減されるだけでなく、今後また新しい人と関わる際の大変有益な「脳内ツール」として活用できるのです。

こちらの先入観は脇に置き、まっさらな白紙の状態で相手を見る。こうした心の姿勢を**「ビギナーズ・マインド」**と言います。

1970年にアメリカで出版された『禅マインド ビギナーズ・マインド』（サンガ）という一冊の本が、数十年を経た今も世界中でロングセラーとなっています。

あのアップルコンピュータ創始者の一人、故・スティーブ・ジョブズ氏がバイブルにしていたことでご存じの方もおられるかと思います。この本の著者こそが、アメリカに禅の精神を伝えた偉大なる日本人僧侶、故・鈴木俊隆禅師です。

人を「いい・悪い」で判断しない

「初心にかえる」などとよく言われますが、初心者の目、先入観や経験則ではなく、まっさらな心の目で対象を見る、ビギナーズ・マインドこそが禅の心であると説いた禅師の教えは、今も多くの欧米人の心に息づいています。

物事を常に白紙の状態で見る、禅の心。

評価や判断を最初から下したうえで、「あの人と付き合うのはやめる」といった行動は、禅マインドからはかけ離れていると言わざるを得ません。

たとえ初対面で気にくわない態度を取る人であっても、いったんは評価や価値判断をしないで、まず受容する。

いい・悪いといった価値判断をせず、観察し、それはそれと割り切ってみる。

「今日のこの人は、こういう状態なんだ」と受け止めることで、初対面の人と会うときのプレッシャーは大きく緩和できるのです。

The basic of Stress Management

28

他人の言動に感情を乗せない

!

たいていの悩みは「妄想」にすぎない

もしかして、嫌われている…？

怒られた、叱られた、指摘された、というとき、頭にかーっと血が上って、ノーマルな状態でものが考えられなくなる、ということはありませんか？

失敗をリカバーすることよりも、恥ずかしさだったり、怒りだったり、悲しさが優先して、気が遠くなりそうになる。

こんなふうにしてパニックになると、「バカだという烙印を押された」「また失敗してしまった」「できない奴だと思われて、見限られるかも……」「嫌われているのかもしれない……」など、ネガティブな「認知バイアス」、つまり物事に対する感じ方が歪められる現象が、一気に降りかかってくる状態になります。

最近の20代の方は上司の「これはこうしなきゃダメだ」という言葉を、「怒られた、自己人格否定された、人より低く見られた」と感じるようです。

昔は「わかりました。なんとか対処します」と渋々ながら受け取る人が多かったものが、今の時代はとらえ方が変わり、**「ダメだ」という言葉尻に反応して、まるで自**

分の価値をおとしめられたかのように感じてしまうのです。

「こうしなきゃダメだ」を翻訳すれば、「こうしたほうがいいぞ」というアドバイス。

しかし、ある程度の年齢以上の上司が強めの語調でこれを言うと、部下は凹んでしまいます。

「あのとき上司が怒ったと思ったけど、あれは教えてくれたんだ」と気づけるのはずっとあとになってからです。場合によっては、何年、何十年経っても、「あのときの上司は酷かった」とネガティブな解釈に縛られ続けてしまうこともあるのです。

「事実」と「想像」を切り分ける

萎縮して、怒られたという事実だけをずっと引きずってしまう。

そういうときは、「事実と想像を切り分ける」ことが平常心を取り戻すポイントです。

「平常心」と書いて、禅では「ビョウジョウシン」と呼びますが、平常心はつまり、どういう状況においても本来の自分でいられるということです。**平常心でいられれば、パフォーマンスにブレがありません。**

たとえば、上司から「なんで報告しないで、この件を勝手に進めたんだ！」と言われたとします。

ここで事実は、「必要な報告をせずに、勝手に仕事を進めた」ということ。

「上司は自分を否定している、自分のことを見損なったのでは」と思うのは想像です。

これを禅の言葉では**「妄想（モウゾウ）」**と言って、平常心を妨げる心の在りようを意味します。

シンプルに考えてみましょう。ここで起こった事象は「自分が報告をしないで仕事を進めた」という、ただそれだけのことです。そこに感情を乗せてはいけません。

失敗は失敗として、その事実をいったんそのまま受けとめる。そうした上ではじめて、今後同じ失敗をしないための方策を考える。失敗した事実を受けとめ、次回失敗しないように冷静に分析して対処法を考えるのです。

そこを切り分けて書き出してみるといいでしょう。

ストレスは、想像や妄想、思い込みによって大きくなっていきます。

本来、「これはよくないことと指摘されたから直そう」とシンプルに考えれば終わるのですが、対人関係に過敏な人や、あるいは自己肯定感に課題を抱えた人は「否定された」「自分は上司から嫌われている」「役立たずと思われている」などと、想像の翼をどんどん広げていってしまうのです。

失敗は失敗として、その事実を受けとめる。そのあとで、失敗を防ぐ方法を考える。失敗した事実を受けとめ、次回失敗しないように冷静に分析して対処法を考える習慣を心がけてみましょう。

事実ではなく、想像していることに対してくよくよしていることがわかれば、よけいなストレスを抱えなくてすみます。

誰かの発言や態度にショックを受けたら、まず一番最初に、事実と想像に分けて分析してみましょう。紙に書き出すことも効果的です。スマホのメモ機能を活用してもよいでしょう。

そのように考えていくと、たいていのことは「妄想」にすぎないとわかってきます。冷静さを失ってしまったときは、一度考えをクリアにすることによって、思考の連鎖を止めることがとても重要です。

ネガティブな妄想ばかりしていませんか？

バカにされた…
もう終わりだ…
見限られた…
嫌われた…

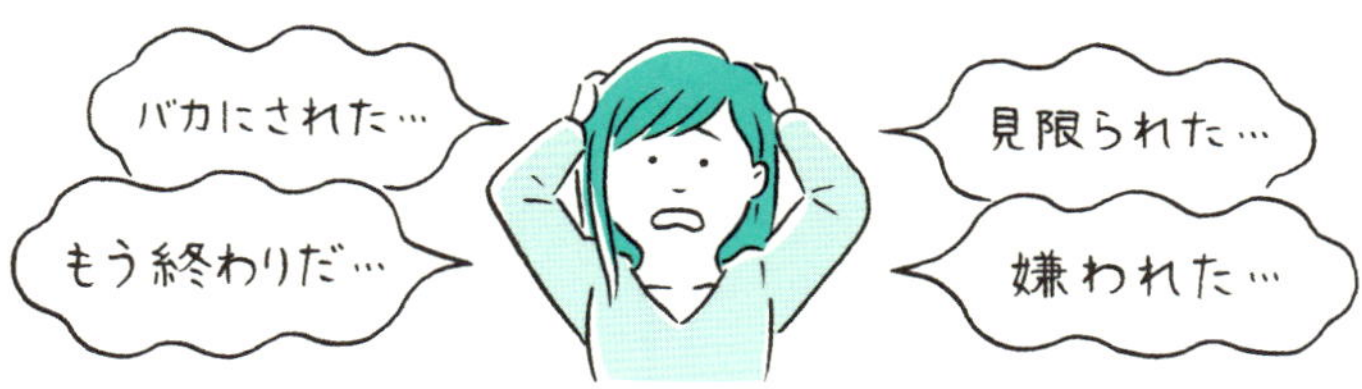

事実と想像を書き出してみよう!

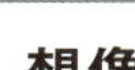

事実	想像
上司に報告しなかったことを責められた	・嫌われたかもしれない ・見限られたかもしれない ・もう終わりだ

事実
想像
俯瞰

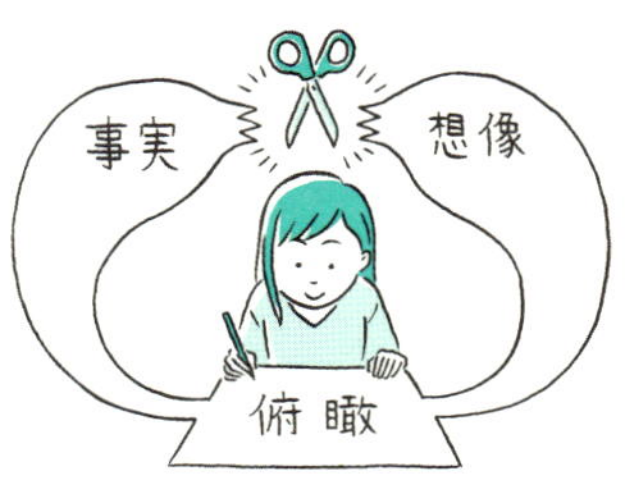

ストレスは想像や思い込みでどんどん大きくなる。
一度考えをクリアにしよう

The basic of Stress Management

29

「評価」に引きずられすぎていませんか？

!

自己肯定感が高まると、
自意識へのとらわれが和らいでいく

「注意資源」をムダづかいしている

上司が自分のことを見てくれない、上司も周りの人も自分のことを評価してくれない。そんなふうに思うことはありませんか？

もちろん、実際に上司の対応に問題がある場合もあるとは思いますが、意外と見逃されやすいのが「本人の自意識へのとらわれ」という現象です。

たとえば、「上司が見てくれない」というのは、「見てほしい」という気持ちの表れ。「評価してくれない」と思う気持ちの背景に、自意識への強いとらわれ、俗にいう「自意識過剰」な心の存在が垣間見えることが少なくありません。

「他人が自分をどう思っているか」ということばかりに引きずられていると、そのことに注意資源が消費されてしまいます。

その結果、限られた注意資源を使って仕事をすることになり、パフォーマンスが下がるのはもちろん、常にどう思われるか気になってしまい、必要以上に他者の言動にビクビクするようになってしまいます。

人間関係で苦しむ理由として、「自分が否定された」と感じ、自己の存在価値をおとしめられたという想念を払いのけられなくなってしまう、ということがあります。「自分の価値」に対するこだわりが強すぎる人、言い換えれば、自意識過剰な人ほど、対人関係で悩む傾向があります。

自己肯定感が高ければ、他人のことは気にならない

そこで知っておいていただきたいのは、**自意識と自己肯定感はまったくちがうものである**、ということです。

自己肯定感の高い人は、自意識へのとらわれがありません。

なぜなら、自分で自分の存在価値を肯定することができているので、人から評価されたり、褒められたりすることを必要以上に求めないからです。

自意識というのは「自分が人からどう思われているかを気にする意識」のことです。

自己肯定感が高まるほどに、自意識へのとらわれが和らいでいくという現象は、理解しやすいのではないでしょうか。

自意識過剰で自己肯定感の低い人は「自分がこんな失敗をしてしまったから、きっとみんなに迷惑がかかるだろう」と自責の念を抱きやすく、それを繰り返しているうちに、自己卑下してしまいがちです。

自意識は過剰でないほうがよいのですが、逆に、あまりに自意識が希薄すぎても「誰も自分のことなんて関心ないんだから、何をやってもいいんだ」と身勝手な行動に向かってしまう場合もあります。

自意識が大きすぎるわけでも、希薄すぎるわけでもない、「ほどよい自意識」が大事です。

他人に認められたい気持ちが強すぎる人たちの中には、褒められて育った人が多いと言われています。叱られること、怒られることに慣れていなくて、常に褒められていないと「自分はダメなのかもしれない」と思ってしまいがち。

しかし、こういった人たちでも自分の仕事に集中できるようになれば、他人の評価が気にならずに、目の前の仕事を楽しめるような心が、だんだんと育まれていきます。

そして、評価は必ずあとからついてきます。

上司との関係に悩む人は、上司以外の人と自分の関係はどうかを見てみるといいでしょう。恋人や家族、友人に対しても、同じように自分のことを見ていてほしい、自分のことを好きではないのかも、などいつも気になっていませんか。

もしそうなら、上司の問題、会社の問題にとどまらない、自分自身の心の問題として向き合ってみるチャンスかもしれません。

「もしかして自分の中に原因があるのかも」

「評価されていない」と思っていることに気づいたら、自分自身を振り返る大きなきっかけになります。

内省（自分の心をかえりみること）は人間性の成長を促します。自分自身のことがよくわからず、ただ人のことが気になる人の場合、少しそっけない態度を取られるだけで、「なにあの人！　今無視した！」と思ってしまいます。これではもったいないと思いませんか？

内省がある人は、「自分は小さい頃にさみしい思いをして育ったから、ちょっとそっけない態度を取られるだけで、気になってしまうんだな」と、分析的、客観的に

他人との関係を振り返ってみよう

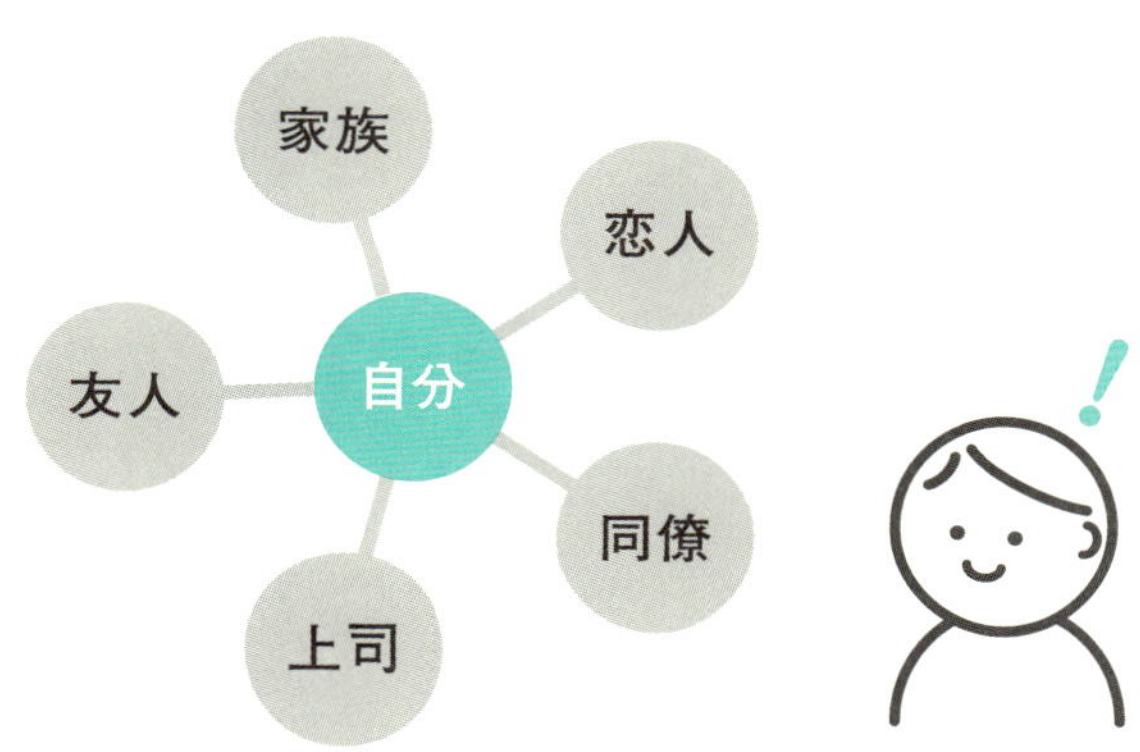

自分自身を客観視できると、ストレスに強くなる

気づくことができます。

自分のことを客観的に見られると、他人のことがだんだん気にならなくなっていくのです。

もし誰かに不満を覚えることがあったら、その人との関係以外に、プライベートの自分に関係している他の人たちに対しても、同じような不満を抱くことが多くないかどうか、自分自身の歴史をたどってチェックしてみましょう。

自分自身を客観視できるだけで、ストレスに対する抵抗力が飛躍的にアップするのです。

The basic of Stress Management

30

仕事がデキる人はメールの「マイルール」を持っている

!

「メタ認知」を鍛えると
焦らなくなる

「どうして返事がこないんだろう…」

返事が必要なメールに何日経っても返事がない……。
なかなか既読にならない……。
相手のメールが怒っているように感じる……。

読者の方でもメールやLINEのやり取りで不安を覚えたことが一度はあるかと思います。メールやSNSでのコミュニケーションは、すべて顔の見えないやり取りです。何があったのか気になって、つい相手に何度もメールをしてしまう、という方もいるでしょう。

「どうして返事がこないのだろう?」「怒らせてしまったかも?」と焦った場合、すぐに対応しようとせずに、まずひと呼吸おいてみましょう。

焦って対応しようとすると、感情に流された行動を選択してしまいがちです。そうすると、さらに「どつぼ」にハマってしまうことにもなりかねません。

メールなら、ひと呼吸置くチャンスはありますよね。5秒、10秒を争って返信する必要があるメールというのは、滅多にないはずです。

焦っているときは、「ファンタジーの世界」に入っていることが多いものです。

ファンタジーと言うと聞こえはいいのですが、ここでは現実とかけ離れた、「心をかき乱す思考の世界」のことを指しています。禅の言葉で言う「妄想の世界」に入ってしまっているわけです。

相手は怒っているのではなく、仕事で余裕がない、体調が悪いなどで、あっさりとした言葉しか出てこない状態になっているのかもしれません。

客観的に見てみると、自分と相手という、限られた狭い関係にとどまらず、相手とその周りの広い世界が見えてくるんです。

リマインドするタイミングを決めておく

前述の通り、広い視野で自分と他者、あるいは自分と周囲の世界との関係を俯瞰できるような認知の能力を、「メタ認知」と言います。この**「メタ認知」を鍛えていくと、何か目の前で出来事があったとき、自分でどういう心の反応をしようか、ひと呼吸置いて選択できるようになります。**

たとえば、コーヒー一杯分だけでも大切に飲む、というマインドフルなタイムラグを置くだけで、自分を取り戻すことができます。味という体感を用いて、自分の感覚をニュートラルな状態にリセットすることができるのです。

何か問題が起きたとき、自分で何とかしようと思うよりも、まず客観的な視点を取り戻すことに注力してみましょう。

斜め上の方（あくまでイメージですが）から自分とその周りの世界、相手をふくめて、見下ろしている感覚で、今何が起こっているかを俯瞰して見てみるのです。

「2日経ってもメールが来ない……。月曜日までに返事が来ないと、案件が進められないのに……」

このように仕事の進行上、あるいは契約を履行する上で、絶対やってもらわなくては困る場合には、事前に「マイルール」を作っておくといいでしょう。

争いが起きたときに法令に合わせて弁護士が考えるのと同じで、アポの日の何日前までに返事が返ってこなかったら、もう一度リマインドのメールを入れる、など自分の中にルールを作ります。2回こちらから連絡しても返事がこない場合はあきらめる、というのもひとつの手かもしれません。

自分だけのルールですが、これがあるだけで、感情がブレにくくなります。

ルールを持っておらず、ケースごとに相手と自分との関係性に照らし合わせて考えていると、この人とは関係は良好にしていたいから、返事を催促するとまずいかな、でも最近冷たいな……などと、いろいろな思いが出てきて、心の体力を消耗してしまいます。**考え始めると、どんどん自己価値が揺らいでくる**わけです。

どんなに大事な相手や仲のいい相手とでも、対応を差別することなく、3日前になったから、リマインドは自動的に送ろう。

そのように自分ルールを徹底すれば、いちいち感情を揺さぶられて、疲弊せずともすむのです。ぜひ、自分ルールをつくってみてください。

メールのマイルールを決めよう

■ルールを決めていないと…

今日 確認
しないと困る…
なんで返事
くれないんだろう…
催促したら
マズイかな…
失礼なこと
したのかな…

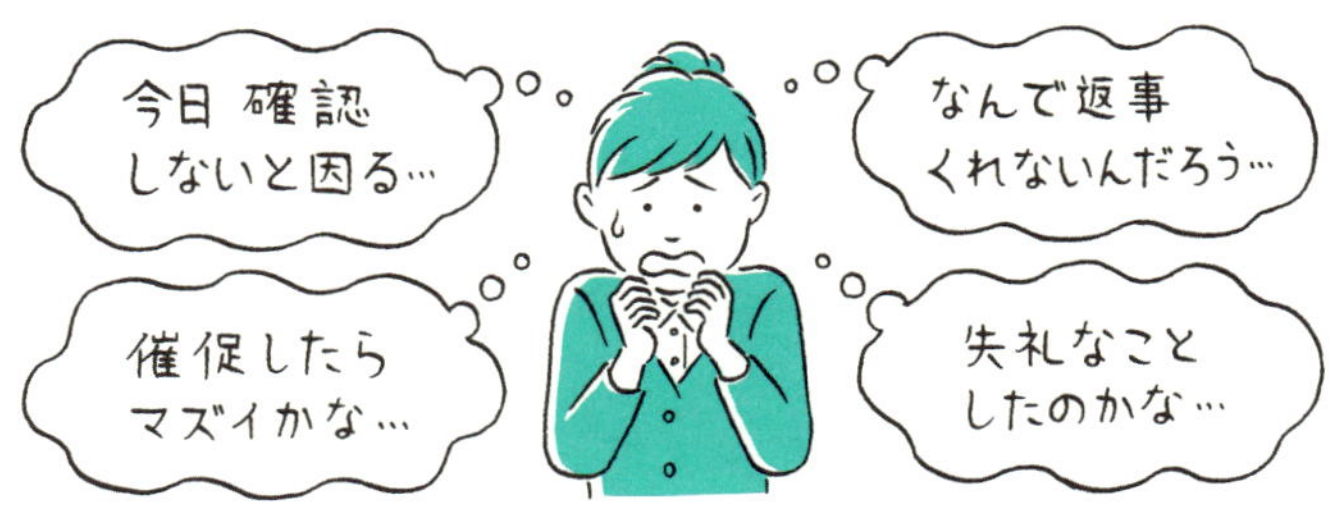

いちいち状況に振り回されて、「妄想」の世界に…

自分の中でメールのルールを決めよう!

- ☑ 基本的に相手の返事を待つ
- ☑ アポの日の3日前にリマインドメールを送る
- ☑ 2回連絡して返事がないときは待つ

etc.

**相手が誰であっても同じルールで接する。
そのうちに臨機応変に対応できるようになる**

The basic of Stress Management

31

「対人関係」を管理しようとしない

!

「自慈心」が養われると、
他人に振り回されなくなる

「みんな気にしてないよ」と言われても…

自分がどう思われているか、人の目や評価が気になる、などが対人関係におけるストレスの原因です。その解決策のひとつが、「自意識を過剰にしないようにすること」です。

自分が思っているほど、他人は気にしていない、とは、あのアドラー心理学でもよく取り上げられた一節でした。

でも、理屈ではわかっていても、なかなかそうカンタンに割り切れないのが私たち人間の心です。「そんなにみんな気にしてないよ」と言われても納得できない場合は、今自分が感じている感覚、体感だけに注意を向けると効果的です。

心の中に生じた感情をいったん度外視して、「呼吸している」「手が膝に触れている」「足が床についている」といった、〝感覚〟に集中するのです。

1日にどんなに短い時間でもいいので、呼吸や体の感覚に意識を向けるようにすると、それが習慣になっていきます。

「今ここで感じているもの以外は事実ではない」と思うことで、よけいなものに過剰な反応をしなくなります。

たとえば、以前は何かがあるごとに、「嫌われているかもしれない」と思っていた人でも、呼吸や体の感覚を意識するようにすると、「嫌われている」という感覚から解放されるため、どんな人とも普通にこだわりなく話ができるようになっていったという体験談は、私の患者さんからも、また講座を受講されたビジネスパーソンの方たちからも、数多く聞かれます。

過敏性やこだわりがなくなると、「嫌われているかもしれない。でも、それはそれでいい」と自分を受容できるようになります。

これはつまり、「自慈心」、自分の気持ちを慈しむ心が養われたということです。相手の感情がどうあろうとも自分は自分だと思えるようになり、過剰に反応しなくなります。

「相手を動かすことはできない」は大前提

他人の心は操作できないし、また、他人が自分のことをどう見ているかは想像でし

「体の感覚」に集中すると、「妄想」から解放される

呼吸している
手が膝に
触れている
足が床に
ついている

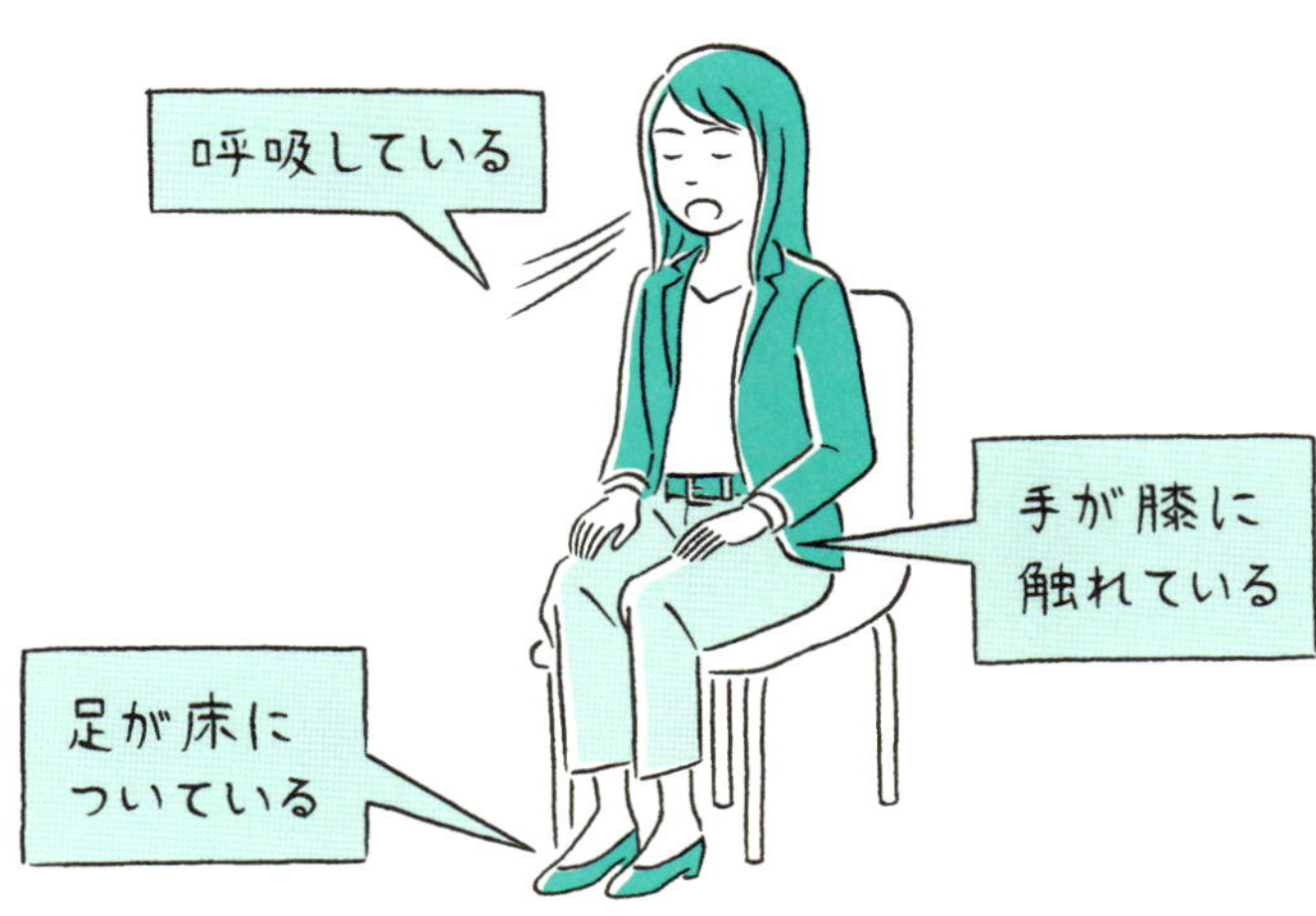

かありません。ここにないものを想像しているということは、これはまさしく「妄想」ということになります。

妄想に振り回されないように、今ここにあることに集中することでよけいなストレスは蓄積されなくなっていくのです。

「ストレスはすべて人間関係から生じる」といっても過言ではありません。

端的に言えば、相手が自分の思い通りにならないからストレスがたまるのです。

コントロールできない相手をコントロールしようとするからストレスになる。

相手をコントロールできないことが、苦しみになります。

ただし、他人は自分の思い通りには動

きませんが、自分の希望を伝えることはできます。「なんでちゃんとやってくれないんだ」と、心の中で怒りをためている状態では、まともな仕事はできません。心の中で思っているだけではストレスはたまる一方です。

心にわだかまりがある場合は、「もう少しこうしていただけないでしょうか」というメッセージを素直に伝えるようにしてみましょう。その上で、相手が動くかどうかは相手に任せる。すると、相手を気にして何も言えなかったときよりも、はるかに心が軽くなるのが感じられるはずです。

人間関係において、自分ができる範囲を見極める。自分の能力でコントロールできるものなのかどうか、どれくらいコントロールすればいいのか判断できるようになれば、対人ストレスの発生を最小限に抑えることができます。

対人関係をすべて管理することは無理なこと。

管理するのではなく、「どう共生していくか」に切り替えて考えてみてください。

ストレス源はなるべくないほうがいいのですが、あるという前提で生きていく、「受容」の精神も大切なのです。

第 6 章

ストレスが自分を成長させていく

The basic of Stress Management

The basic of Stress Management

32

「やらされている」人生から「自分で選び取る」人生へ

!

「しかたなくやっている」ことを断捨離しよう

他人基準だと、「不満と後悔」しか残らない

人生100年時代、と言われています。

定年も徐々に上がっていますし、もしかすると近い将来、「定年」という考え方そのものもなくなるかもしれません。

キャリアを俯瞰して考えてみたとき、20代の方なら少なくとも残り40年近く、30代の方なら残り30年近くは仕事をしている状態になります。

誰かにやらされている状態、周囲の状況に振り回されて生きている状態＝つまり自分の意志で選択していないと、不満と後悔が蓄積し、常にストレスを抱えた状態となることが想定されます。

向こう数十年という長いスパンで考えれば、自分が楽しめているか、主体性を持って取り組めているかがとても大切です。

それは会社組織に所属しているか、あるいは仕事を持っているか否かによらず、主婦の方にとっても、自営業の方にとっても同じことです。

たとえばトイレ掃除ひとつとっても、いつも使う場所をきれいにしていくことに楽しみを見出せれば、自ずと主体的にできますが、ただやらされているだけでは、ストレスや葛藤の連続になってしまいます。

同じように、会社でやりたくもないことをやらされていて、ただの駒として消費されているという意識がぬぐえない、あるいは自分の人間性が否定されるような状況だと、ストレスに押しつぶされてしまいます。

もし今勤めている会社があなたの主体性を奪い取るような体質で、どうがんばっても自分が置かれている場所を楽しめないと気づいたら、勇気を持ってそこから抜け出すことも考えましょう。

主体性を持って楽しめているか、やりがいを感じられているかを自問自答し、ストレスでがんじがらめになって身動きが取れなくなる前に、対処していただきたいのです。

ストレス管理ができると、「やらされ感」ではなく、常に自分の意志で選択して、自分の力で進んでいけるようになります。

たとえば、「仕方なく会社にいる」「人間関係が嫌だから会社を辞める」というネガティブな選択ではなく、「自分はこれをやりたいから会社にいる」「ステップアップをしたいから転職する」というように、常に自分主体で生きていくことができるようになります。

あなたはあなたの人生の「主人公」

大事なのは自分で人生を選択できるということ。**自分にいつも選択権があるという感覚を忘れてはいけません。**

これを禅の言葉で「主人公」と言います。物語の「主人公」という言い方で使われるこの言葉も、実は禅語からきているんです。

昔のある中国の偉いお坊さんは、「いろいろあるけれど、私は私の人生の主人公だ」という自覚を忘れぬようにと、毎日坐禅をしながら、「おい、主人公！」と自分に言っていたそうです。

「私が主人公なんだよ」と自分自身に伝えることで、「自分の生き方は自分が決めて、生き切るんだ」ということを忘れないようにしていたのです。

当時の中国はよほどストレスが多かったんでしょうか（笑）。

このことから、「人生の主人公は自分である」という、後世に語り継がれる言葉となりました。

今はどんな大きな会社であってもいつ倒産するかわからず、かつてのように定年まで同じ会社で雇用してもらえる保証すらない時代になりました。

人生設計は他人任せではなく、すべて自分でしていく時代です。

それなのに、世代を追うごとにあふれ返る情報にかく乱されていて、主人公という認識を持った若い世代の人たちが減っています。

親や実家の庇護のもと、引きこもる生活を選択し、主人公であることを放棄している方も数多くいます。

こんな時代だからこそ、むしろ自由だと思いませんか？

「人生の主人公は自分。好きなように人生をつくりあげていけるんだ！」

そんな心意気を持てれば、決してストレスに負けることもないでしょう。

あなたはあなたの人生の「主人公」

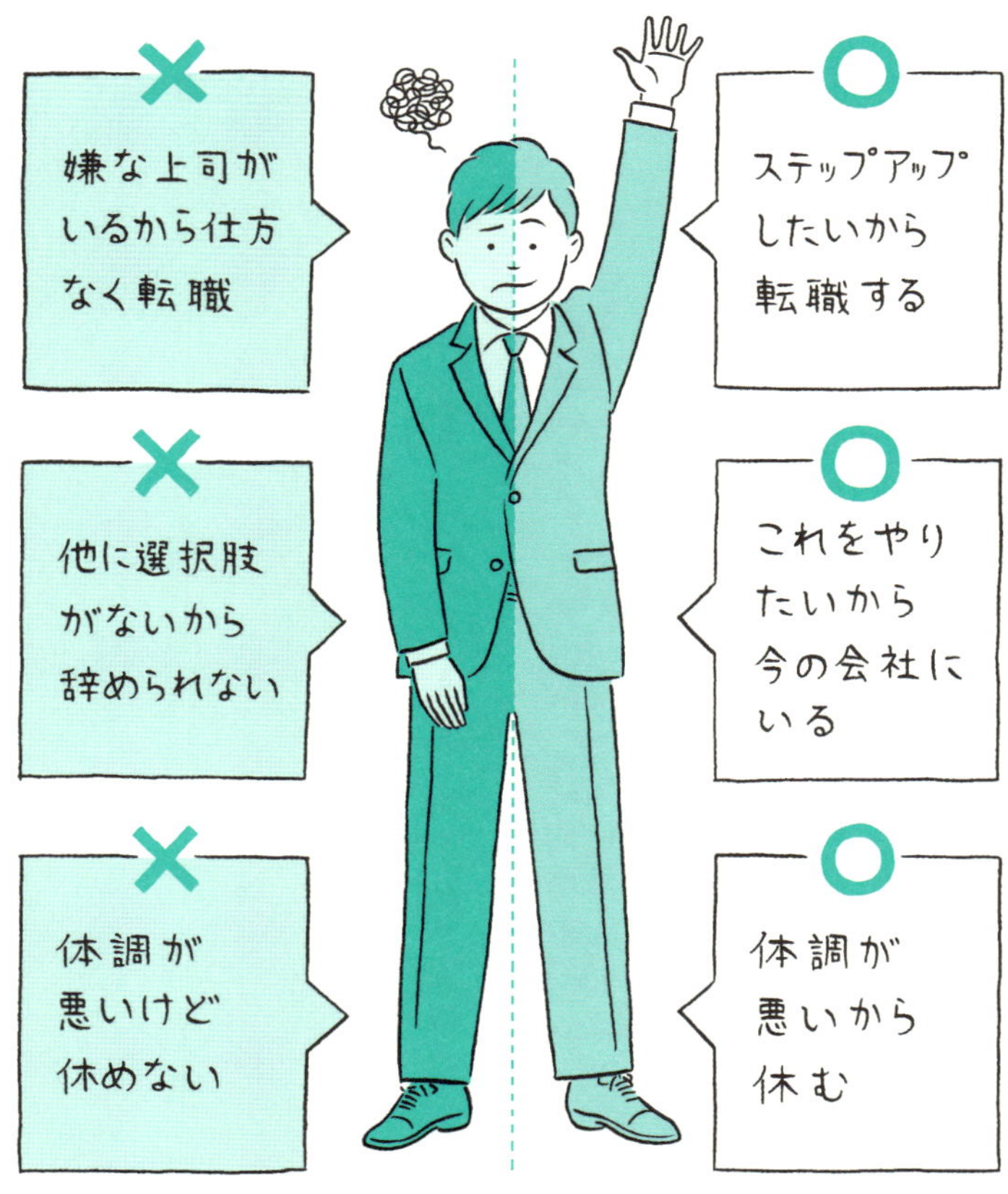

**今の生き方を楽しめているかがとても大切。
自分主体の選択をしよう**

The basic of Stress Management

33

精神力を向上させる「ひとりになる習慣」

!

「からっぽの時間」をつくると、
心の余裕ができる

完全に「オフライン」の時間をつくる

現代人はひとりの時間がどんどん減っています。

ＬＩＮＥ、ツイッター、インスタグラム、フェイスブック……。常に何かしらのＳＮＳを使って、寝る間を惜しんで誰か他の人とつながっている人も少なくありません。スマホをトイレやお風呂場まで持ち込む人もいますよね。

つながっていることは安心感もありますが、前述の通り、常時つながっている状態では、いつも何らかの対人緊張を抱えていることになり、心が休まることがありません。

ストレス対策には、あえてひとりになる時間、完全に「オフライン」になる時間をつくることが重要です。

たとえば毎日1時間はひとりの時間をつくる、それが難しければ週何回、何時間、と決めてもいいです。お気に入りのカフェでコーヒーを飲んでもいいし、映画館にふらっとひとりで行ってみるのもいいですね。

ひとりの時間では、スマホを使わないように電源を切るか、サイレントモードにしましょう。

喫茶店に行っても、いつものようにスマホを操作してしまうと、喫茶店である意味はなくなってしまいます。そこでしかできないことに時間を使ってみることが肝心。

たとえば店内を観察してみるのもいいでしょう。

マスターがコーヒーを入れるところをゆったりと眺めてみてもいいですし、そのうしろに並んでいるカップをぼんやり観察するだけでも癒しになります。

人生を変える「心をからっぽにする習慣」

このような優雅にも見える時間の使い方は、「心に余裕がある人の過ごし方」と思っておられる人が多いのではないでしょうか？

そこで覚えておいていただきたいのは、人間の「心」と「行動」の関係性についてです。

「心の在りようが行動に表れる」ということはよく言われますが、実はその逆の「行いや振る舞いが心の在りようを変える」という関係性も、確固として存在するのです。

心に余裕があるからゆったりした過ごし方ができる、のではなく、あえてくつろぎの時間を過ごすことで、心の余裕をつくり出し、ストレスに対応するための余力を持てるようにするのです。

「こういうことに目がいくということは、実は自分の中にまだ余裕があったんだ。だからこそ、今こうしてゆったりできているんだ」と思えるようになる。まさに逆転の発想です。

坐禅だって、一見すると時間をムダにしていると思われるかもしれません。

しかし、「今、心をからっぽにしているんだ」と実感できる貴重な時間なのです。

本当のところ、坐禅をする必要は何もないし、坐禅をしても何も得られない、というのが禅の教えです。あえてムダな時間を過ごしている、と言ってしまうこともできるでしょう。

「ムダ」と言ってしまっては言いすぎかもしれませんが、日ごろ常にやるべきことに追われているからこそ、空っぽの時間、自分と向かい合う時間が人間には必要なのです。

The basic of Stress Management

34

「過去の成功体験」を捨てられる人は強い

!

過大評価も過小評価もしない

ブレない人は「結果」に左右されない

仕事をしていると、どんなに有能な人でも、うまくいく時期とうまくいかない時期があります。

もちろん、うまくいったら嬉しい。しかし、仕事の結果にこだわりすぎると、結果が出ないときに一気に落ち込む可能性があります。

「自分」がブレない人は、いいときも悪いときも人の目に左右されることがありません。あくまで目の前の課題にひたむきに取り組み続けることができます。

そのような心の状態こそが、マインドフルな状態なのです。

周囲の状況に振り回されてしまう人は、社会的な立場や、自分の置かれた地位状況によって、判断の基準が大きく揺れ動きます。

それは、1本芯の通った心の安定基盤がないということに他なりません。

そのような不安定な心の状態が慢性化すると、私たち人間の心は、不安定であることを見なくてもすむように、「高揚感」に依存するようになっていきます。

いつもハイテンションでしゃべり、「何でもへっちゃら」のように振る舞っているビジネスパーソンを時々見かけます。

とくに営業職の人に多いのですが、営業成績という評価基準に常に追われる立場は、不安やストレスといった心を乱す要因を慢性的に抱えています。

そのため、「躁的防衛」という、高揚感を無理やりつくり出すことによって現実を見ないようにする「心の防衛策」を発動していると考えられます。

しかし、その戦略は失敗に終わることが少なくありません。

躁的防衛には非常に多くのエネルギーを必要とするため、ある程度の期間が経過すると、突如ゼンマイの切れた人形のように動けなくなってしまうのです。

そこまではいかなくとも、心の疲労を少しでも紛らわすため、大量のアルコールやギャンブルに走りやすいのも、こうした人たちにしばしば見られる傾向です。

強い承認欲求が自分を苦しめている

成功に依存していませんか？

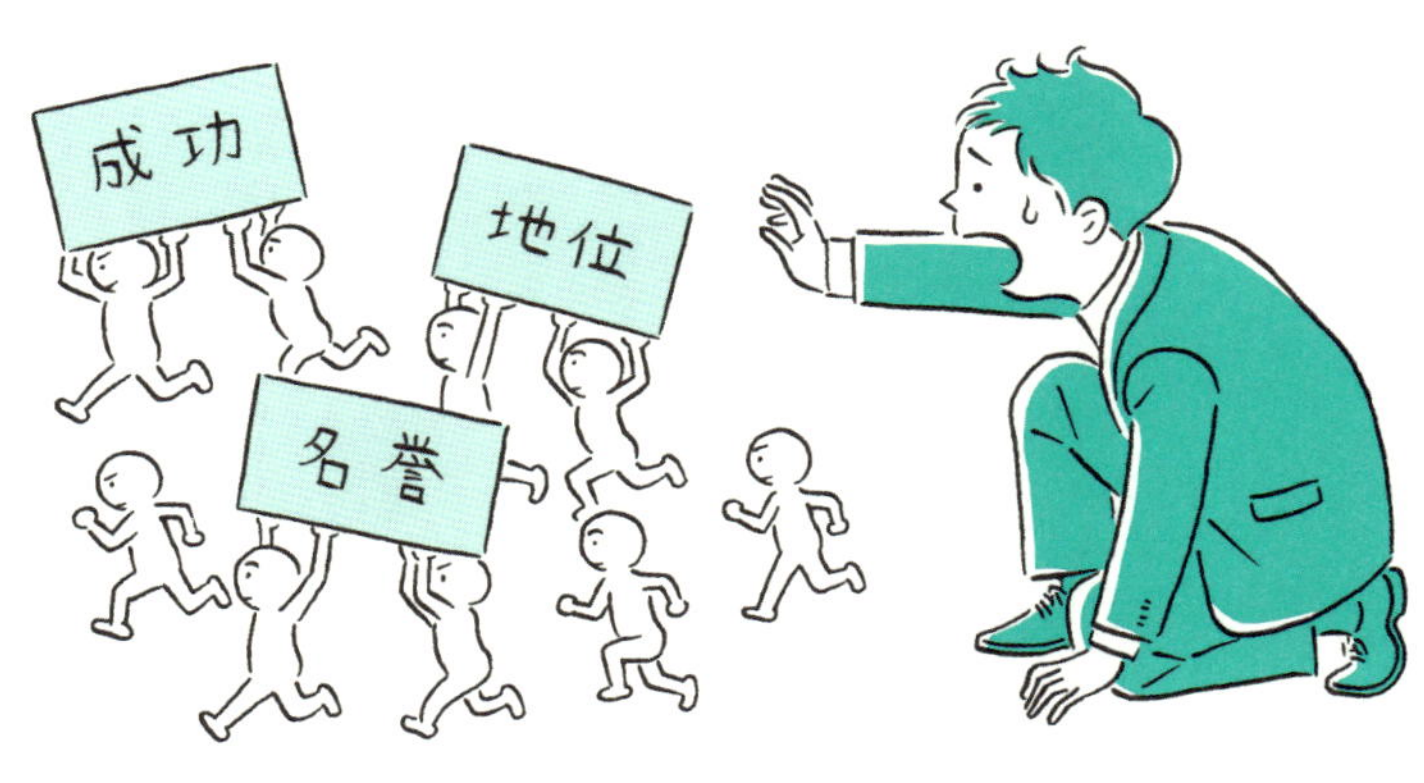

高揚感ではなく、「成功体験」に依存するというパターンもあります。

それまでの人生で大きな成功の経験を持っている方の場合、その体験に依存しやすいのです。

ところがこの対処も有効とは言えません。成功が手から離れていったときに、やっぱり自分はダメなのか、と思ってしまうのです。

「成功」に依存すると、成功が自分の手から離れていくのではないかという恐怖感や不安感が生まれます。

「もし今の収入がなくなったらどうしよう」という、今持っているものを失うことの恐ろしさが迫ってくるような感覚です。

これは禅でいうところの「執著（シュウジャク）」というものに相当します。成功の歴史に執着する心の裏側には、強い承認欲求が垣間見えます。

「自己受容」できている人は、それ以上他人に承認される必要がない

承認欲求が先行してる状態は、マインドフルネスとは真逆の状態です。

世の中や他者から承認されたい。それは自尊心、自尊感情の歪みとも言えます。

自尊感情に執着している状態では、幸せを感じる能力が著しく低下してしまうことがわかっています。なぜなら、他者から褒められたか褒められないかによって自分の価値が乱高下するからです。

一時的な高揚感にしがみつかないためにも、マインドフルネスを心がけて生活することには大きな意味があります。毎日何分間は瞑想を続ける、ということではなくて、自分が今マインドフルな状態で過ごしているかどうかを、自分自身で検閲する。

状況を過大評価したり過小評価したりしていないか、あるがままに捉えているかど

自分で自分を「承認」しよう

自己受容できていると…

・他人から承認される必要がない

・自分の思ったことを続けていけばいい!

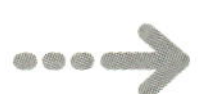
人の評価が気にならなくなる!

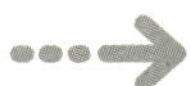
成功の基準が変わってくる!

うか、折に触れて振り返ってみるといいでしょう。

大事なことは、他人から承認されることよりも、自分で自分のことを承認してあげられる心、すなわち「自己受容」です。

自己受容できている人は、それ以上に他者から承認される必要がないので、自分の思ったことを続けていけばよいのです。人の評価がことさらに気になって、振り回されることがなくなります。

たとえば、商品が売れなくなってきたら、「こういう商品は必要なくなってきたということなんだな。ではどういう商品が世の中に求められているんだろう?」と思考を切り替えることができるので、新たな角度から物事を眺め、次の戦略を打ち出せるようになるのです。

「楽しく仕事をできているか」を基準にする

仕事で成功したい、という方は多いのですが、その「成功」の定義は曖昧なことが多いものです。

私は、「自分自身が納得感を持って、自己受容をしながら働けることこそが本当の成功」だと考えています。

成功の基準を「他人からの評価」や「報酬の額面」といった、「外側の世界から自分に与えられるもの」に置くことは、本質的に幸せをもたらす考え方ではありません。

たとえば年給でたったの1万円減給されて、烈火のごとく怒ったりする人がいます。その人にとって1万円という額が重要なのではなく、「与えられるべき正当な評価をされていない」という上司への反感、会社への不信感が、怒りとして表出されているのです。

他者からの基準で自分の価値を判断してしまうと、ちょっとしたことで感情が揺さぶられ、自分自身に対する自己評価すらも、不安定なものになっていってしまうのです。

人に振り回されている感覚のある人は、他人の評価や給与の額を成功の基準とするのではなく、「その時々で楽しく仕事をすることができているか」を基準に生きてみませんか?

楽しく好奇心を持って仕事できていれば、たとえ人からの評価が良くなかったとしても、「でも楽しんでやることができたから、その点は良かった」とまず自分を肯定した上で、「ではどうすればもっと喜んでもらえるだろう」と改善策を建設的に検討することができるようになるはずです。

The basic of Stress Management

35

気持ちは切り替えるのではなく、「切り離す」

!

さっと切り替えられる人は
そもそも悩まない

今の状況を、小説のように紙に書き出してみる

嫌なことがあると、どうしても感情的に引きずってしまい、そのあとの感情もネガティブになってしまいやすいものですよね。大きなミスをしたあとは、ショックで仕事が手につかなくなる、という方もよくいらっしゃいます。

何かミスなどをしたとき、先輩や上司に「気持ちを切り替えて次に進もう」と言われたことはありませんか?

たしかに切り替えも大切ですが、それでさっと切り替えられる人は、はじめから悩むこともないでしょう。そこで私は、「切り替え」よりも「切り離し」のほうを重視しています。事実と感情を切り離して考えるのです。

失敗してものすごく自己嫌悪に陥っているとき、「はい、この話はもう終わり。次の仕事に向かおう」と切り替えたとしても、たいていその自己嫌悪は心の片隅に残ったままになります。行動としては次の仕事に切り替えても、海馬の中に記憶としてストレージされているわけです。

「切り替え」よりも「切り離し」が重要

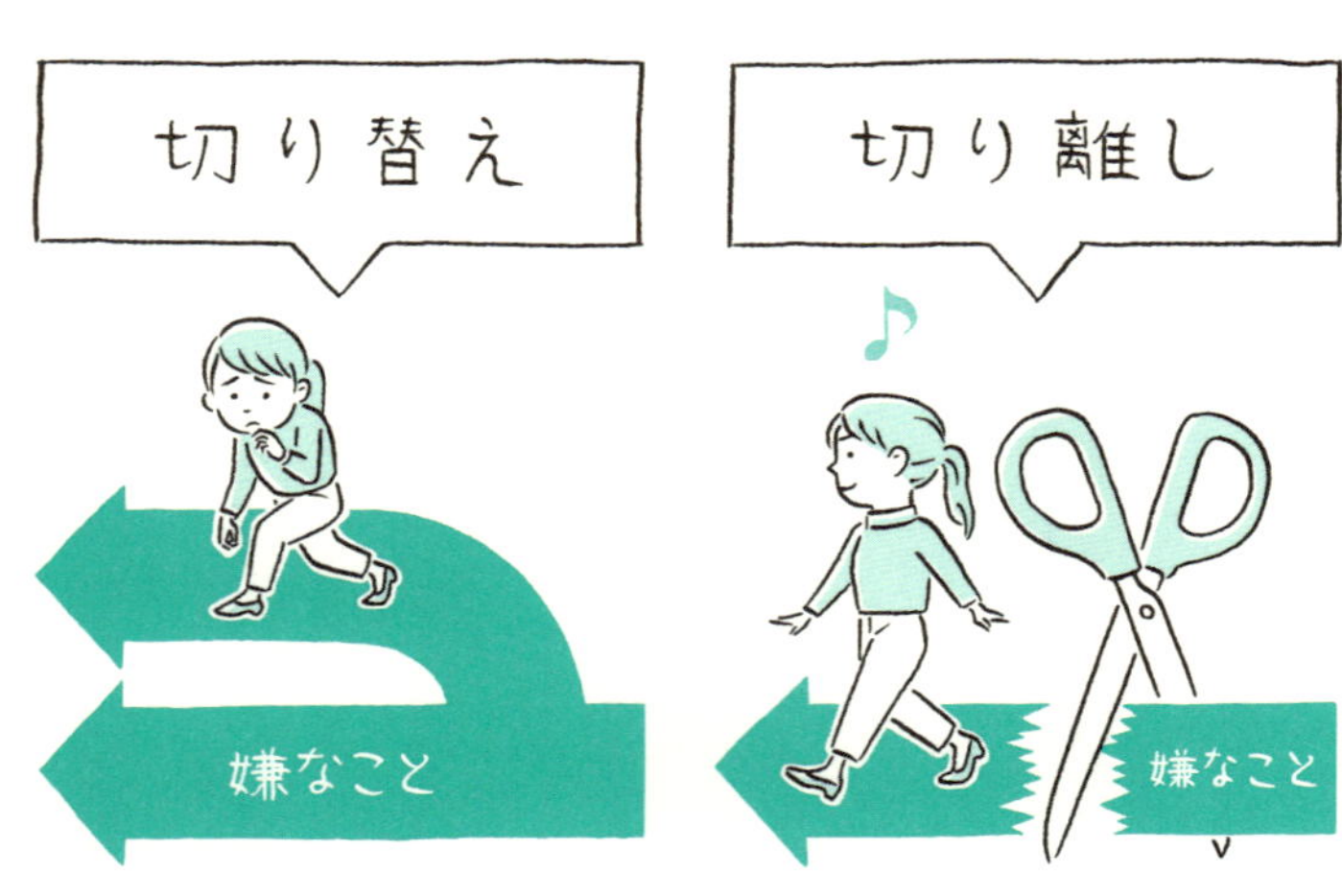

では、失敗を「切り離す」ためにはどうすればいいか？

おすすめなのは紙に書き出してみる、という方法です。

アメリカのテキサス大学教授、ジェームズ・ペネベーカー博士が、**「嫌なことがあったときの状況を思い出しながら感情を込めて書くと、人の心は癒される」**という研究結果をまとめました。

死と隣り合わせのような過酷な戦場を経験をした退役軍人たちに、当時経験したことを、感情を込めて書いてもらったところ、トラウマの症状が軽減し、症状が軽くなったのです。

頭に浮かんで来てしまうことを、「客観的に自分を分析」するために文章にしましょう。その際のコツは、「悲しい」「つらい」とだけ書くのではなく、小説のように、「これこれこうだから悲しいと思った」「こういう状況でこんな思いをしたからつらく感じた」など、原因を分析しながら詳しく書くことです。

それによって、だんだんと感情に支配されないようになります。

つらさは数値で表すと軽減する

生きることは本来、楽しいことであってほしいものです。ところが現実はもちろん、楽しいことばかりではありません。

誰でもつらい目にあいながら、それを乗り越えて今があるのです。

自分が今つらいのだとしたら、人生でもっともつらい状態をマイナス100、最高に幸せな状態をプラス100として、今がどのレベルなのかを数値で表現してみましょう。

それによって、つらさからくるストレスを軽減できることがわかっています。不幸度、つらさを数値化することで客観視し、自分の状況を俯瞰できるようになるので、次の行動が起こせるのです。

つらい感情を引きずるのではなく、その悲しみをしっかりと体験して次に生かしていくことができます。


ノートやメモ、スマホでもいいですが、「私は○○に失敗してものすごく落ち込んでいる。これは数値で表すなら、自分の中のマイナス90くらいだ」と数字で書きます。数字であらわすことで、自分の感情を「見える化」します。

つらい気持ちを引きずっていたとしても、そこでいったん、何か別のことをやって気分転換を図りましょう。

音楽を聴いたり、体を動かすのが好きな人なら、バッティングセンターで軽く打ったりしてみるのもいいですね。そのあと、感情の数字がどのくらいになったかを再び書いてみます。

仮にさっきの数字と変わらなくても大丈夫。この時点ではこの気分転換はあまり効果がなかった、という気づきになるからです。

つまり、自分を客観的に評価するその行為自体が、負の感情を軽減してくれるので

自分の感情を「見える化」する

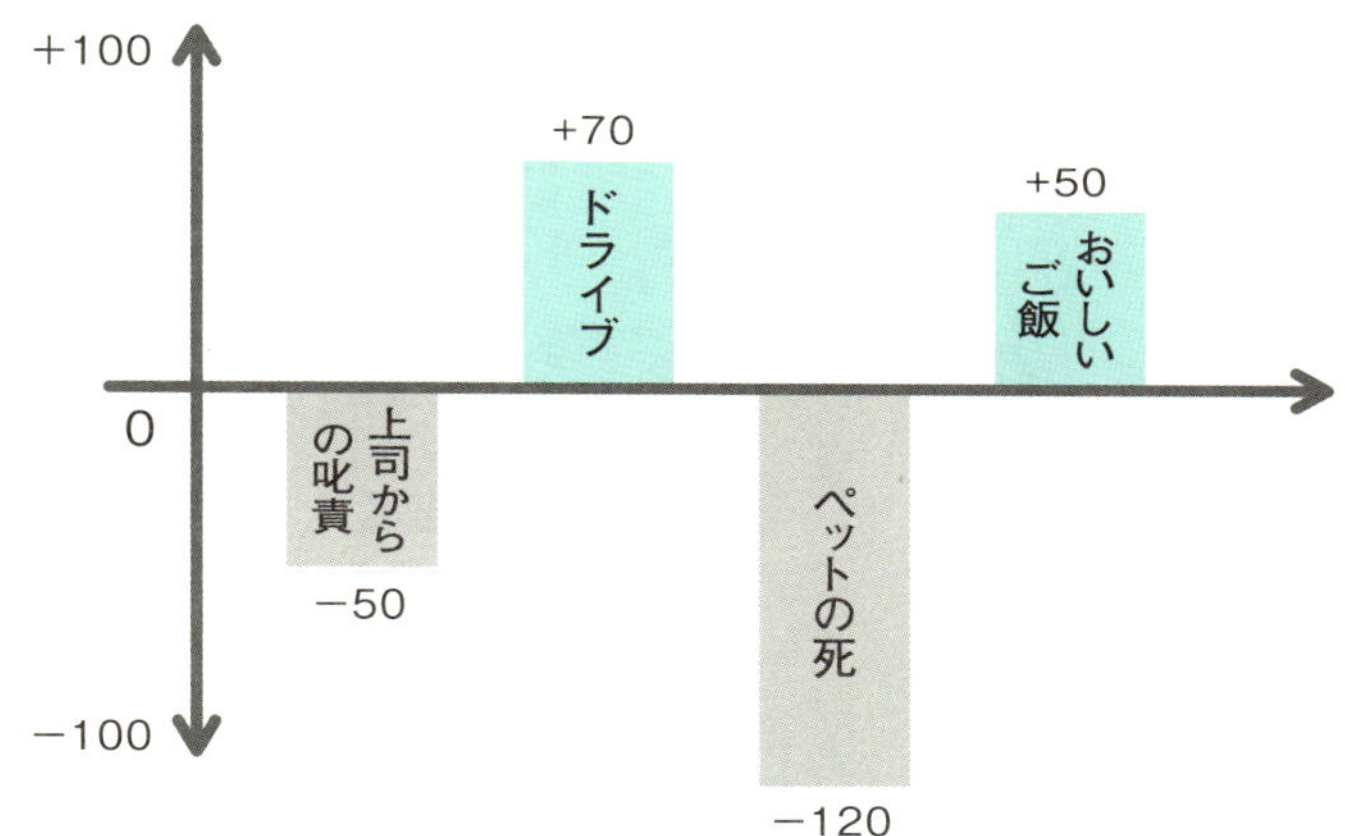

数字で見ると、負の感情が軽減

す。数字にすることで、事実に対して起きた心の反応を見えるようにする。

すると、**事実はいくら考えても変わらないけれど、事実に対して自分がどんな感情を持っているか、その感情の度合いは変えられる**ことに気づくのです。

しっかりと自分の状態を分析し、その何時間後、あるいは何日かあとに少しでも心が軽くなったとき、「私はしっかりと客観的に俯瞰して心のコントロールを取り戻すことができた」という、自己肯定感につながります。

自己肯定感が生まれると、抱えていたストレスも軽くなっていくのです。

The basic of Stress Management

36

社会人に必須の「これは自分の手には負えない」という判断

!

世の中には問題のある人もいる

まともに向き合ったせいで、事態が悪化することも

さて、この本ではここまで一貫して、「自分でストレスを管理しよう」というテーマでお話を進めてきましたが、場合によっては自分で管理できないストレスがあるのが現実です。

いくら言ってもまったく仕事をせず、反省するそぶりもない同僚。保身のために、平気で嘘をつく上司……。

会社や学校、サークルなど、何かのグループに所属していると、「え?」と思うような人に出会うことがあります。

多くの場合、しっかりとコミュニケーションをとることで、人間関係が改善していきますが、その人や、あるいは会社自体の根本的な体質に問題があると、一向に改善しません。むしろちゃんと接しようとするほどに、逆効果になることがあります。

こういう場合に、果たしてその問題を、自分の努力で乗り越えようとし続けなければならないのでしょうか。

むしろ、「これは自分の手に負えない」と認識することが必要不可欠となります。

迷惑な行動をする人のせいで仕事が回らなくなっている、という場合、それは本人の問題ではなく、配属を決定した会社の人事に責任があります。

すべてを自分だけの問題として考えず、まず責任を分散させて考えてみましょう。問題のある人と自分の関係性のみで考えて、対応をこう変えよう、などと四苦八苦するのは得策ではありません。

そういう場合、第三者の客観的な視点を入れることが必要です。

近年は大企業だけでなく、教育機関、あるいはスポーツの協会など、腐敗した組織にメスを入れるために第三者委員会の設置が必要となるケースが多発しています。

ご自身が置かれた環境に客観的な目が入ると、「それはひいき目に見ても、相手のほうに非があるんじゃないか?」と気づくこともあるでしょう。

すると、もしかして自分ばかりが悪いのではないのかも……と冷静になれるのです。

自分の仕事に責任感を持って働くのはもちろん大切なことです。でもそれと同じくらい、**責任の所在がどこにあるのかを見抜く目を持つ、あるいは見抜けないとしても誰かに助言を求める勇気を持てることが、社会人として大切**なのではないでしょうか。

ブラック企業に勤めていたら、転職もやむなし

また、上司や同僚など個人に問題がある場合もありますが、会社自体の体質に問題があるというケースも、数多く発生しています。いわゆる「ブラック企業」です。

・長時間残業なのに、給料が支払われない
・パワハラが横行している
・上司が不正を強要してくる
・子供じみたいじめを受けている

こうした企業に漫然と勤めていると、やがてそれが当たり前なのだと思えてくる、**一種の洗脳状態に陥ってしまい、自分自身の置かれている状況が客観的に見えなくなります。**

そのような状況が長期化すれば、場合によってはうつ病などの精神疾患を発症し、最悪の場合自殺に追い込まれる、ということもありえます。

病気になってしまうと、その症状のために物事の見え方が歪められ、冷静な判断がとても難しくなるからです。

「最近の自分、何か変だな」と思うことがあったら、信頼できる会社以外の友だちや家族に相談してみるといいでしょう。

親しい人に話すことに抵抗がある場合は、街中にある心療内科のクリニックを一度受診してみてください。

待合室にはリラクセーション系のＢＧＭが流れていたり、アロマオイルを炊いていたりと、10年前よりもずいぶん入りやすい雰囲気になったように思います。クリニックの数も、とくに都市部ではどんどん増えています。それくらい、働く人たちが心の不調を感じることの多い時代になったということです。

たまたま勤めた会社がブラック企業だったとしても、人生を失う必要はありません。仕事場はいくつでもありますが、命はたったひとつなのです。

管理できないストレスもある！

セクハラ先輩
パワハラ上司
残業代未払い
体制の不備
それは相手に非があると思うよ

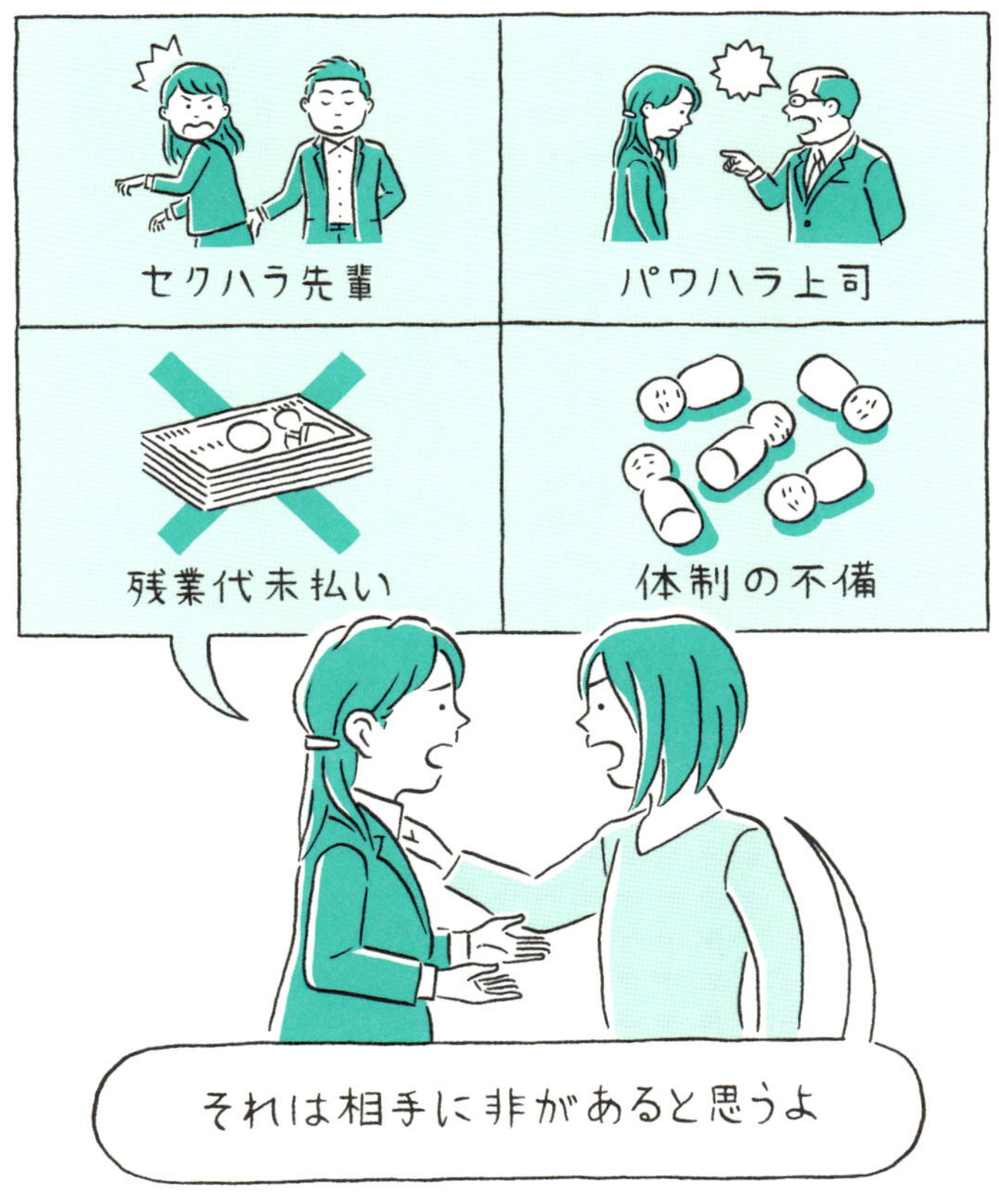

自分自身や仕事に違和感を持ったら、信頼できる相手に相談しよう

The basic of Stress Management

37

1分で心が軽くなる「がんばった瞑想」

!

出来事の重要性は、あとから決まる

「10年後には良い思い出になってるかもしれない」

自分にとって大事にしていることがうまくいかなくなると、今起きている出来事がまるで自分の人生を左右するようなことに思えたり、もう人生は終わり……と思えたりするようなこともあるでしょう。

理不尽なことで怒られた……。
顧客からクレームが来た……。
同じミスを何度も繰り返してしまった……。
大事な書類を紛失した……。
体調を崩して休職せざるを得なくなった……。
会社をクビになってしまった……。

その出来事が起こった瞬間は、パニックになるかもしれません。
しかし、そのことが人生にとって大きいことがどうかはあとから決まるのです。

あとから自分を振り返ったとき、遠い昔を回想したときに、はじめて、その出来事が自分にとってどれほどの意味を持つ出来事であったかわかるものです。

目の前にしている出来事が、どれぐらい人生に影響を持つかなんて、本当は誰にもわかりません。

「あー、きみ大変なことしちゃったな」「これは将来に響くぞー」などと、無責任なことを言ってくる人もいるかもしれませんが、そのような心ない言葉に振り回される必要はありません。それは「人の不幸は蜜の味」なだけだから。他人の失敗を話題にしている間は、自分の安全が保たれるという不安な心理の裏返しなのです。

つらいことの中から「いいこと」を見つけていく

もし、今どん底だ、と思うようなことがあったとしたら、次のことを振り返ってみてください。

・過去に起きたことで、今の自分に大きく影響している出来事はあるか
・その出来事が起こったときに、今後の人生にどういう影響を与えるか、わかってい

たか

怒られた、左遷になった、会社をクビになった……。こういう出来事は起こった時点では悪い出来事と思いがちです。

でも実は、会社をクビになった人たちの中には、あのときクビになったおかげで良かった、自分に合った仕事に巡り会えた、という人が少なからずいらっしゃるのです。

今起きている、一見ネガティブと思える体験は、見方を変えれば、大きな「学び」です。その出来事自体の評価ではなく、その中にあるポジティブな要素を見ていく力、これこそが求められるのです。

ストレスの中から折れない心を育む、プラスのものを見つけていく力。その感覚を鍛えるチャンスだと思ったほうがいいに決まっています。

つらかった出来事でもしっかり見つめると、その出来事はトラウマになりません。**つらかった体験があるからこそ、それをバネにして、人生の価値観が良いほうに変容していくのです。**

「今がんばっている」のはまぎれもない事実

どうしても自分を責めてしまったり、ネガティブになってしまいがちな方におすすめしたいのが、私の考案した「がんばった瞑想」です。

何か嫌なことがあったとき、「思考」「感情」「体の感覚」の3つに分けて眺めます。これを三段階分析法と言い、人間の認知システムを活用したマインドフルネスの実践法を応用したものです。三段階で自分の感情を分析すると、ネガティブな思考から少し距離を置いて、メタ認知の視点で観察することができるようになります。

まず第一段階。こういうことで今悩んでるんだ、こういうことをこうしなきゃいけないんだ、でも自分はできなかったんだ。そのような思考を見ていきます。

第二段階。その思考には、挫折感、絶望感、自己嫌悪や羞恥心など感情が乗っかっています。その感情を、短いワードで言います。

第三段階、体感。体のどこがつらいか見ていきます。胸がキューッとしている、頭がグッと締めつけられる、など。

「がんばった瞑想」で心が軽くなる

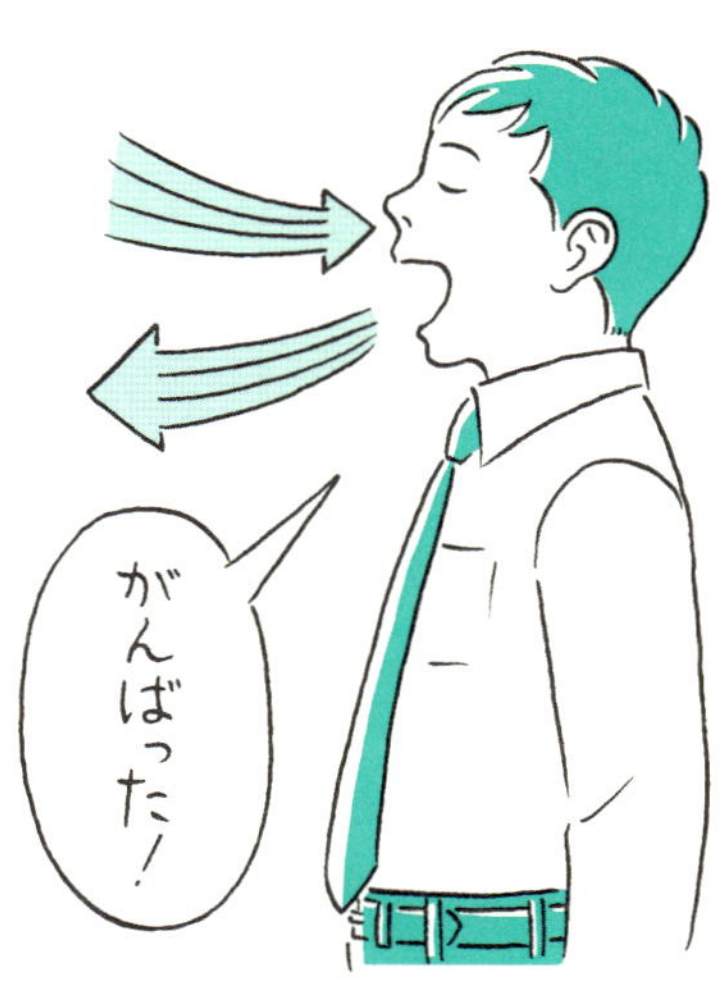

❶ 思考を見ていく

❷ 感情を
短いワードで言う

❸ 体感を観察

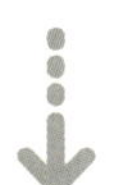

息を吸って、深呼吸。
吐く息とともに
「がんばった」と言う

三段階で見ていったあとに、息を思い切り吸って、深呼吸を1回する。自分の体をほぐすように姿勢を整えて、大きく深呼吸をします。

大きく息を吸って、吐く息とともに、全部の感情や今持っているネガティブなものを吐き出すように、「がんばったー」と自分で言いながら息を吐きます。

心の中で言うだけでもけっこうです。

今の状況がどうであれ、あなたががんばったことには間違いないのです。

その出来事を乗り越えようとする自分を認めてあげる。それが最高のストレス管理法なのです。

〈著者紹介〉

川野泰周（かわの・たいしゅう）

◇―臨済宗建長寺派林香寺住職／ RESM 新横浜 睡眠・呼吸メディカルケアクリニック副院長
精神保健指定医・日本精神神経学会認定精神科専門医・医師会認定産業医。
◇―1980 年横浜市生まれ。2005 年慶應義塾大学医学部医学科卒業。臨床研修修了後、慶應義塾大学病院精神神経科、国立病院機構久里浜医療センターなどで精神科医として診療に従事。2011 年より建長寺専門道場にて 3 年半にわたる禅修行。2014 年末より横浜にある臨済宗建長寺派林香寺住職となる。現在寺務の傍ら都内及び横浜市内のクリニック等で精神科診療にあたっている。
うつ病、不安障害、PTSD、睡眠障害、依存症などに対し、薬物療法や従来の精神療法と並び、禅やマインドフルネスの実践による心理療法を積極的に導入している。またビジネスパーソン、医療従事者、学校教員、子育て世代、シニア世代などを対象に幅広く講演活動を行う。
◇―著書に『「あるある」で学ぶ余裕がないときの心の整え方』（インプレス）、『悩みの 9 割は歩けば消える』（青春出版社）、『脳がクリアになるマインドフルネス仕事術』（クロスメディア・パブリッシング）、『ぷち瞑想習慣』（清流出版）、『ずぼら瞑想』（幻冬舎）、『人生がうまくいく人の自己肯定感』（三笠書房）、『「精神科医の禅僧」が教える 心と身体の正しい休め方』（ディスカヴァー・トゥエンティワン）。共著・監修多数。NHK ラジオ深夜便、TBS ラジオなど、メディア出演を通してのマインドフルネス普及活動にも取り組む。

会社では教えてもらえない　集中力がある人のストレス管理のキホン

2019 年 5 月 24 日　　第 1 刷発行

著　者――川野泰周

発行者――徳留慶太郎

発行所――株式会社すばる舎

東京都豊島区東池袋 3-9-7 東池袋織本ビル　〒 170-0013
TEL　03-3981-8651（代表）　03-3981-0767（営業部）
振替　00140-7-116563
http://www.subarusya.jp/

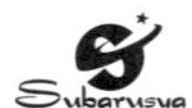

印　刷――株式会社シナノ

ISBN978-4-7991-0775-1

JN197517

新・現代寓話集

奥沢 拓

Okusawa Taku

文芸社

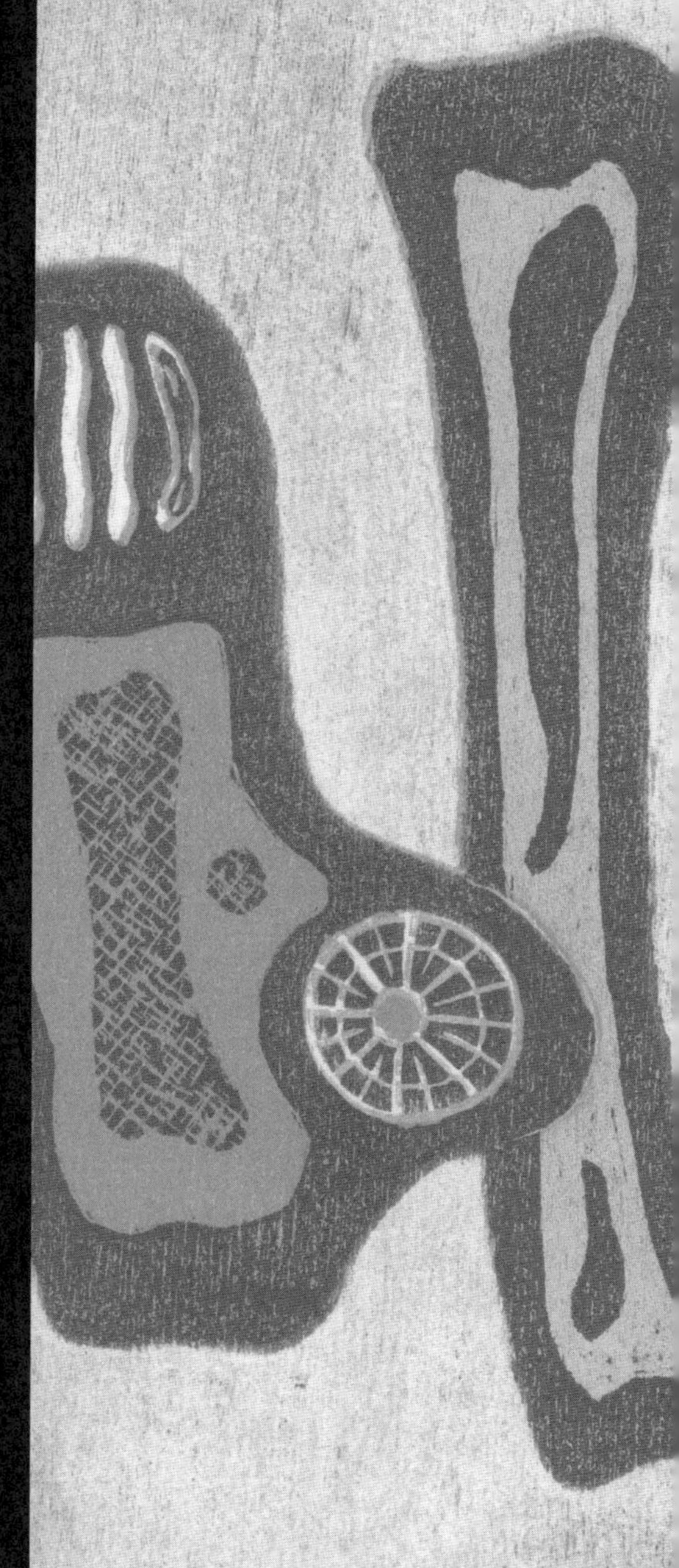

装画・挿画　奥沢　拓

目次

I

聖なる神々の伝説

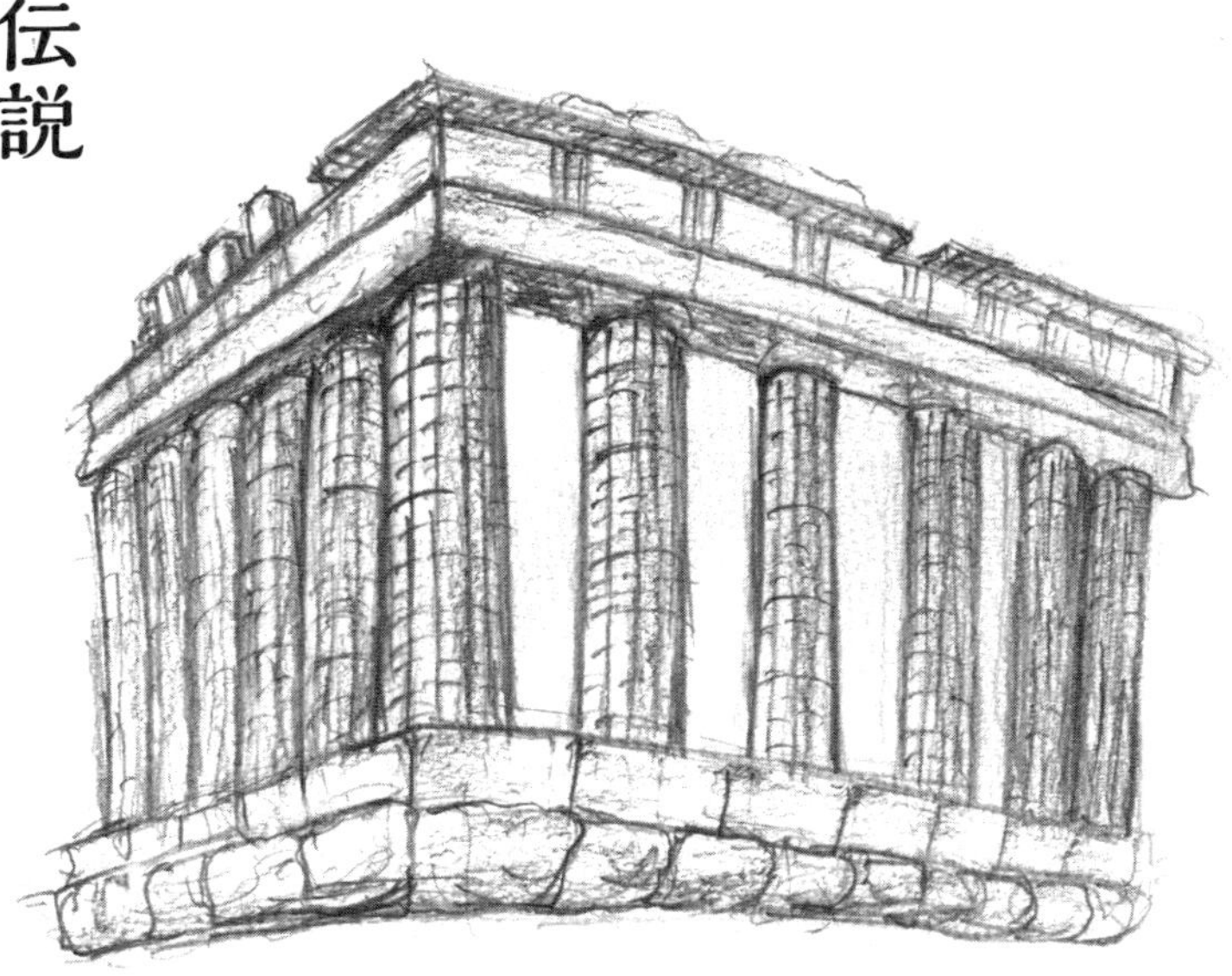

天と地

（ニュージーランドの先住民マオリの神話より）

　昔、人もまたあらゆる生き物も、この世に存在していなかった大昔である。天と地は遥か彼方でつながり一体となっていた。そこが世界の涯だったのである。

　ある時、神は世界の涯までいってみた。神は世界の涯をながめているうちに、何とかその向こう側を見たいと思った。

　そこで、神は天と地に「離れよ」と全身全霊をこめ命じた。

　天と地は初め、必死に神の命を拒み、離れようとしなかった。だが、神の命じる力は強かった。地響きが起こり雷鳴がした。神の額からは脂汗がしたたり落ちた。

　まさに世界が壊れてしまうかと思われたその時、大音響とともに天地は裂け、二つに分かれた。

天は高く上がり、地は下へ――。天と地は遥か彼方まで、それぞれにどこまでも永遠に続いていた。

こうして世界の涯はなくなったのである。

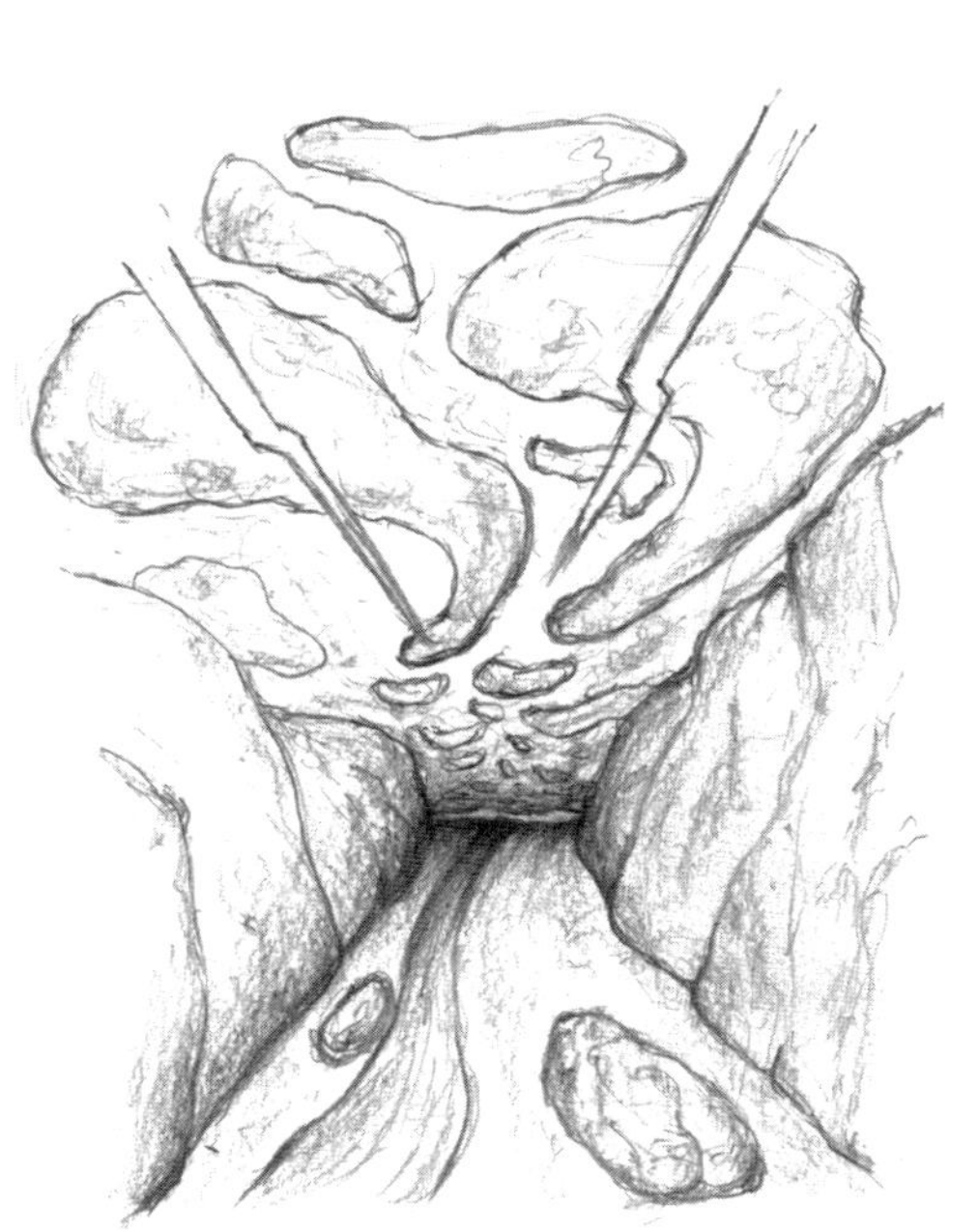

心

（ギリシア神話より）

その昔、神が初めて人を造った時、その心は誰からも見えるよう体の外に取り付けた。ここでいう心とは精神的な意味ではなく、内心、つまり頭の中で考えている内容のことである。その方がしゃべらなくとも相手の考えていることがすぐに分かってよかろうと神は思ったのだった。

ところが――。

しばらく経ってみると、人同士上べをとりつくろうこともできず、お互いの本心が見えすぎてしまうため多くのやっかいな問題が起こることとなった。

男がみだらな気持ちで女を見れば、それはすぐに相手の女に分かった。自分の妻が本当は他の男に魅かれているということもすぐに分かった。夫には外に愛人がいて多額のカネをみついでいるということも、何もしゃべらずともすぐに分かった。成功した者を一番賞讃している者が、実は一番嫉妬しているということも分かってしまった。夫婦、親子、兄弟、友人同士、人々は皆、ひどくいがみあうようになった。激しい口争いだけではおさまらず、あげくの果てには殺し合いもひんぱんに起こるようになってしまったのだった。

神は考えた。そして、ついに自分のやり方を改めることとした。すなわち心は人の体の内側に隠し、外からは見えないようにしたのである。

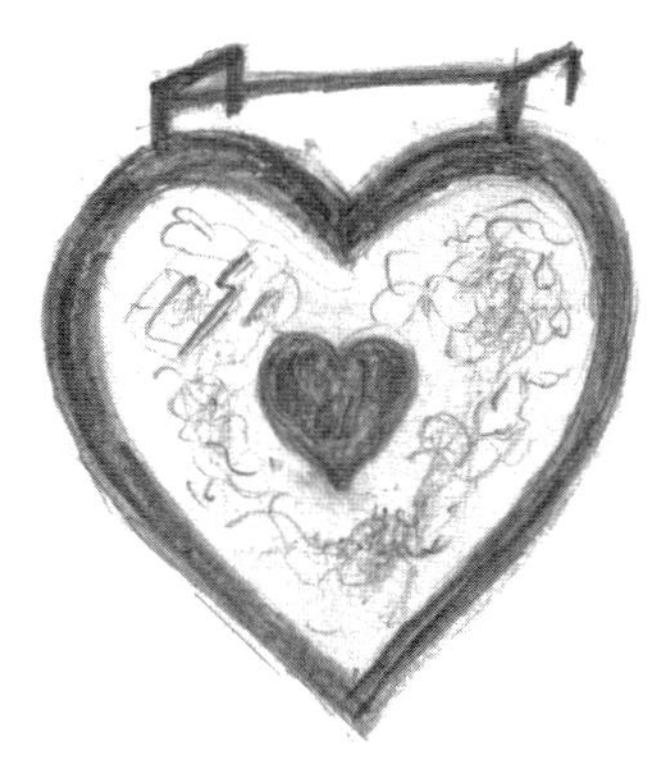

永遠の微笑(ほほえみ)

北国のとある町に、この世のものとは思えないほど美しい娘がいた。娘はこのまま永遠に若く美しくありたいと思った。

娘は山の頂に登り、神を呼んだ。現れた神に娘はそのことを願った。神は娘にたずねた。

「お前は永遠に若く美しくありたいのか?」

「はい。私は永遠に若く美しくありたいのです」

と、娘は答えた。神は再度たずねた。

「お前の親兄弟、友人たち、皆年老いていくのに、それでもお前は永遠に若く美しくありたいのか?」

「はい。私はどうしても永遠に若く美しくありたいのです」

神はしばらく確かめるように、その若く美しい娘を見つめていたが、また同じことをたずねた。三度目である。娘もまた同じ答えをした。

「分かった。お前のその願いは聞き届けよう。お前は永遠に若く美しくあり続けるだろう」

神はそういって優しく微笑むと、娘にフーッと白い息を吐きかけた。

すると——。

娘の体はパリパリッという音をたて、たちまち白く凍りついた。

神はその娘の体を山奥の湖へ運び沈めた。娘は冷たい水の底でぴくりとも動かなかった。

現在でもその湖へいけば、凍ったその美しい娘を見ることができるという。湖底に沈んだその娘は幸福そうに永遠に微笑んでいる。

命の伝説

人が初めてこの世に誕生した時、人には命の終わりというものがなかった。また人はいったん大人になると、それ以上老いるということもなかった。神々と同じように人は男も女も皆、永遠の若い命を謳歌(おうか)した。人生は何回でもやり直しができた。しかし、そうなると人は皆いいかげんに生きた。そこで神は考え、人の命にはいつか終わりがおとずれることとした。これより人には寿命があることとなり、遅かれ早かれ、いつか必ず死が迎えにやってくることとなったのである。

だが、どのように人の寿命を決めるのか、それは神にとっても大きな難問だった。初め、神は因果応報的に善をなす者は長く、悪をはたらく者は短くすることとした。そうすれば世の中が少しは良くなるだろうと思ったのである。しばらくして、確かに世の中は少し良くなったかにみえた。

ところが——。

そうすると、一般の人は皆、死にたくないがために善行をするようになった。悪人よりも卑しい心を持ってしまったのである。

そこで、また神は考え、人の死は偶然に決まるようちゅうせんにすることにした。良いことをしようが、悪事をなそうが、それは人の寿命には反映させないこととした。ただし、その当たる確率は、年齢が高くなるほど高くなるようにし、また、百歳くらいまでを限界とした。

初め、寿命には男女の差はなかった。だが、女たちから不満が出た。女は子を産むので、その妊娠期間中などは自由に行動できないし肉体的な苦しさもあるのだから、男よりも少し長めにしてくれというのである。男たちからは、女たちは少しわがままだ、寿命もやっぱり男女平等であるべきだという意見が多く出た。

しかし、一方男たちの中からも、女たちの方が少し長生きでもよいと、認める声もあがった。その真意は自分が先に逝(い)った方がめんどうくさくないと思ったからだった。

神はじっくり考え、そして決断した。女の方が男よりもいくぶん長く生きられるよう設定したのである。しかし、これはあくまでも一般的ということで、個々の例ではもちろん別である。

このように神は人の死を定めた。人の死を決めるのは神の専権事項である。したがって人を殺すことは、自殺もふくめ、神の御心に背くものなのである。

II　伝説の男たち

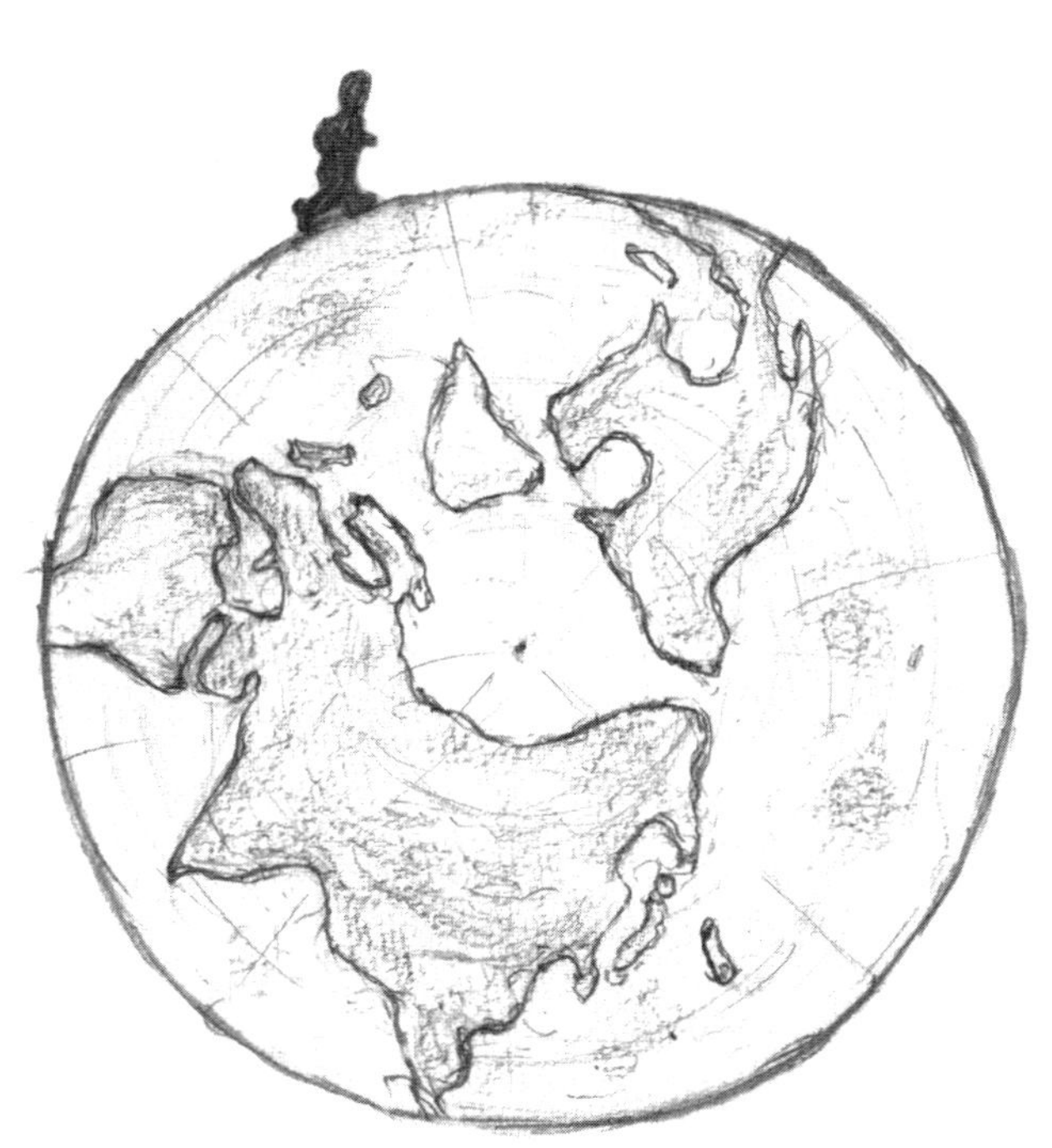

走る男

非常に速く走る男がいた。チーターよりも、また飛ぶ矢よりも速かった。

ある時、男は地の果てまでいってみようと思った。男は山を越え谷を渡り走りに走った。いばらの道では足から血が流れた。ついには口からも血を吐いた。海を渡る時は、片方の足が沈む前に素早くもう片方の足を出して、海面を駆けぬけた。

こうして、ほとんど休まず走りに走ったが、男はなかなか地の果てにはたどりつかないようだ。

やがて、男の走った跡が現在の赤道になった。男は今も走り続けている。

掘る男

一人の男が大地をどこまでもどこまでも掘っていった。男が一生懸命ずうっと掘っていくと、ついに大地を貫き、先に微かな光が見えた。男がどんどん掘り続けると、向こうにちらっと青空が見える。さらに男が掘り続けると、ぽっかりと大きな穴が開いた。穴の向こうは青い大空である。男はその大空の中へ吸いこまれるように落ちていった。

数える男

男が一人、森の中の滝つぼの前の岩の上に座っていた。男は水底から湧いてくる白い泡の数を数えていた。泡は次から次へ湧き出てくるのだが、水面に達するやいなやすぐに消えてしまう。

泡は消えながら男にたずねた。

「小父(おじ)さん、何で私たちを数えるの?」

「ああ、君たちは美しいからね」

「でも、すぐに消えてしまうわ」

「だから美しいのかもしれない」

また、新しく湧き上がってきた泡がいった。

「ねえ、小父さん、いつまで数えてもきりがないわ。ムダなんじゃない？」

「ああ、だから面白いのかもしれない」

泡たちは次から次へ新しく生まれ、そして消えていった。

男は現在（いま）も滝つぼから湧き出てくる泡を数え続けている。

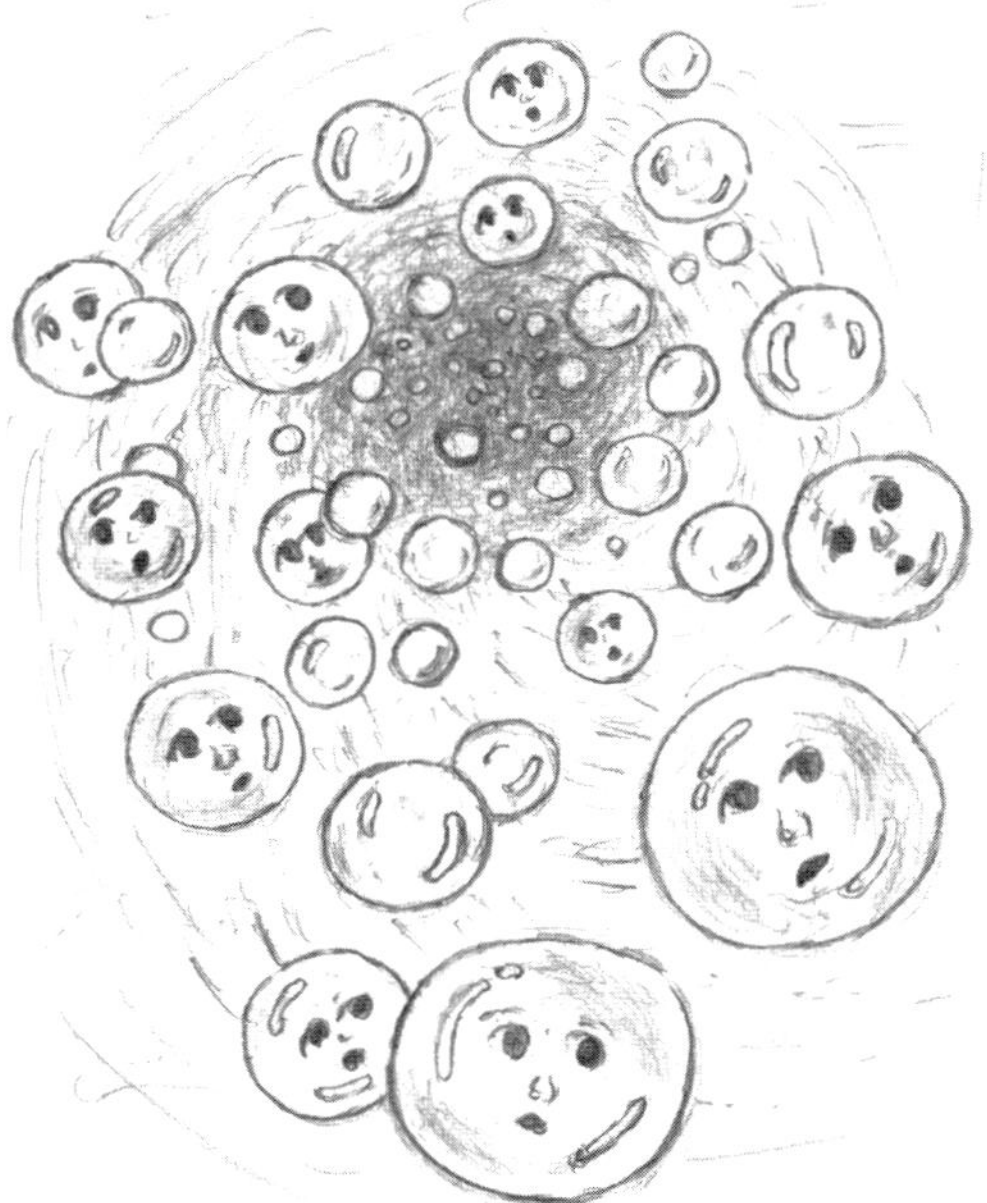

縮（ちぢ）む男

六十をいくつか過ぎた一人の男がいた。男は近年身長が少しずつ低くなっていくのに気づいた。初めは一年間で五ミリ程度。しかし、次の年は一年間で一センチほども縮んでいた。身体が縮んでいくのには、何故か、加速度がついているようなのである。男はそこそこ丈夫な方だったのだが……。たまに会う近所の人からは、心なしか奇異の目で見られているような気がし、だんだん引きこもりのようになっていった。

それから何年か経（た）って、男が七十代になると、男の身長は十歳ぐらいの子どもと同じくらいになってしまった。元々はそこそこ背の高い方だったのだが。しかし、別に体の調子が悪いということはなかった。食欲も年の割にはけっこうあったし、また杖などつかずともまあまあ速く歩けた。ただ体が小さくなってしまったので、布団のあげおろしなど困ることもあった。そこで布団などは敷きっ放しとすることにした。また衣服なども小さなものを新(あらた)に購入することにした。

それから、また何年か過ぎ、男は八十歳を超えているはずだった。近所の人たちがもう長い間、男を見かけないというので、役場の人が男の家を訪れた。

すると――。

四畳半の男の部屋には布団が敷かれていたが、掛け布団をめくってみると、そこには小さな寝巻がちんまりと残っているだけだった。役場の人は押し入れや、トイレ、その他部屋のすみずみまで探してみたが、男の姿はどこにも見えなかったのである。

巨人

とある村に背の低い少年がいた。村の同じ年頃の少年たちの中でもとりわけ背が低かったので、彼はそれをとても気にしていた。友だちからも「チビ、チビ」とバカにされることもあった。彼は大きくなりたいと切に願った。それでも毎年少しずつだが、確実に背は伸びていたのである。十代も終わりの頃になると、友人たちは皆背の伸びるのが止まった。しかし、どうしたことか、彼は止まらなかった。そして、何年か経つとついに皆と同じくらいの高さになったのだった。彼はほっと安心した。またそれから数年経つと彼は村で一番背が高くなったのである。彼は嬉しかった。今ではチビ、チビといっていた連中を見下ろすほどだった。

ところが――。

彼の背が伸びるのは、その後もいっこうに止まらなかったのである。一八〇センチを超える頃はそれでも誇らしい気持ちのほうが強かったが、二メートルを超える頃になると、さすがに不安になってきた。小さかった時のほうがよかったように思える。大きすぎて出入り口で頭がつかえてしまうこともあった。それでも彼の身長が伸びるのはいっこうに止まる気配をみせなかった。子どもの頃と同じペースで毎年少しずつ伸びていくのである。大きくなったのだから走るのが速くなったのかというと、実はその反対だった。二メートルを数十センチ超えた頃から、まだ若いのに走ったりすることはできなくなった。身長と体重のバランスは別に悪い訳ではないのだが。

やがて、何年か経ち彼はついに三メートル近い巨人になった。彼は何とか背の伸びるのが止まるようにと切に願ったのだが……。

今では彼は三メートルをはるかに超える巨人となり、大きな杖をつきながら、老人のようによろよろと歩いている。それでも彼の背が伸びるのが止まる気配は、今もってまったくなかった。子どもの頃と同じペースで毎年少しずつ伸びているのである。

III

はなばなしく〇〇な花たち

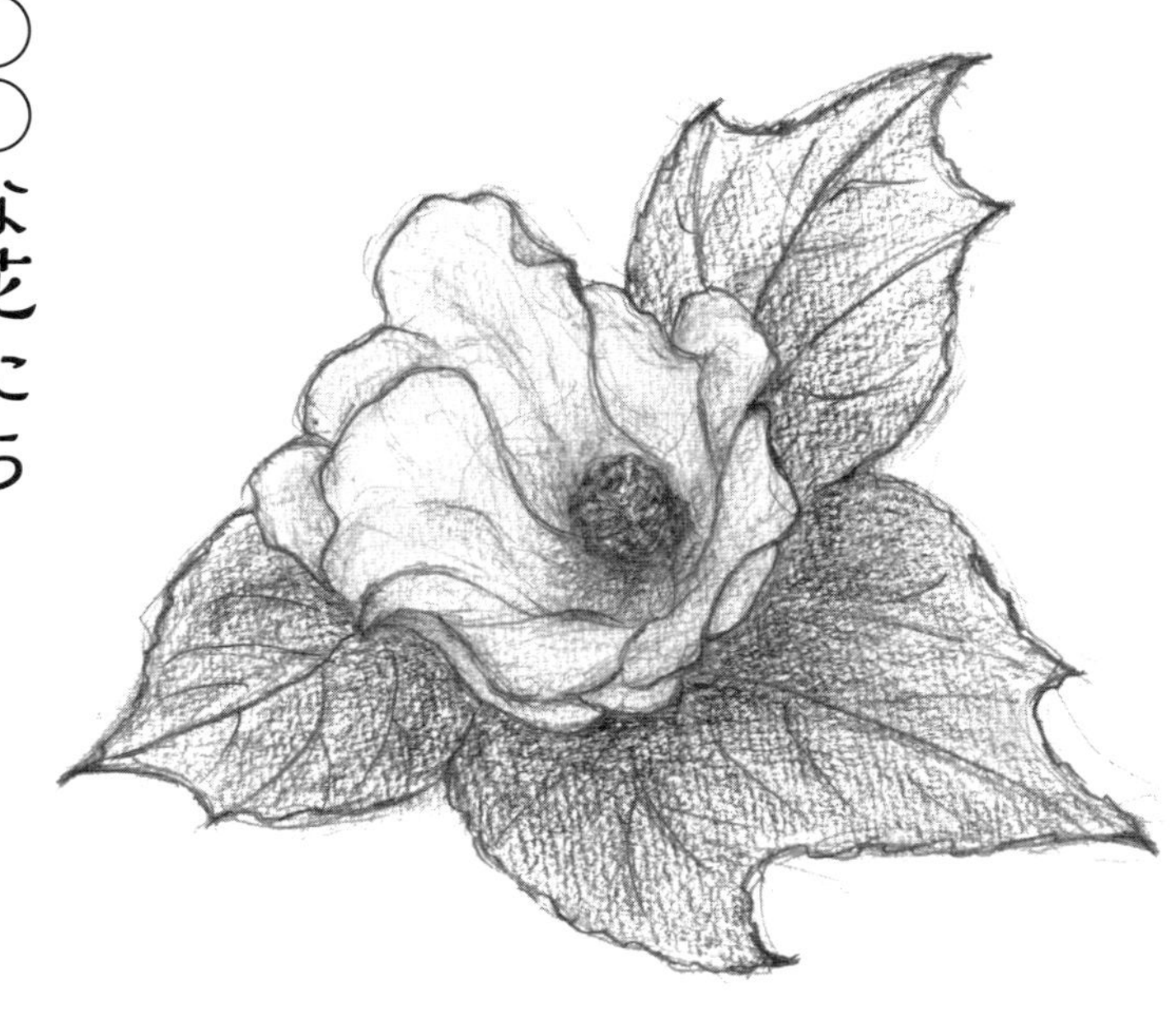

水中花

その花は澄んだ深い湖の底で、紅く美しい大輪の花を独り静かに咲かせていました。陽の光が射すと、はるか上方の水面がキラキラと輝き揺れているのが見えました。

その花は湖の外の世界を一度も見たことがありませんでした。花は何とかして一度外の世界を見てみたいと思ったのです。そこで花は水面から顔を出そうと、一生懸命茎を伸ばしてみました。けれども、水面まではほど遠かったので、なかなか届かなかったのです。それどころか、昼間せっかく伸びた茎は、夜になるとちぢんでまた元に戻ってしまうのでした。昼間は伸びて夜はちぢんで、ということを何回となく繰り返しました。しかし結局、花は水面から外へ顔を出すことはできませんでした。

紅く美しいその大輪の花は、湖の外を見ようと気の遠くなるような長い時間、伸びたりちぢんだりを今も繰り返しているのです。

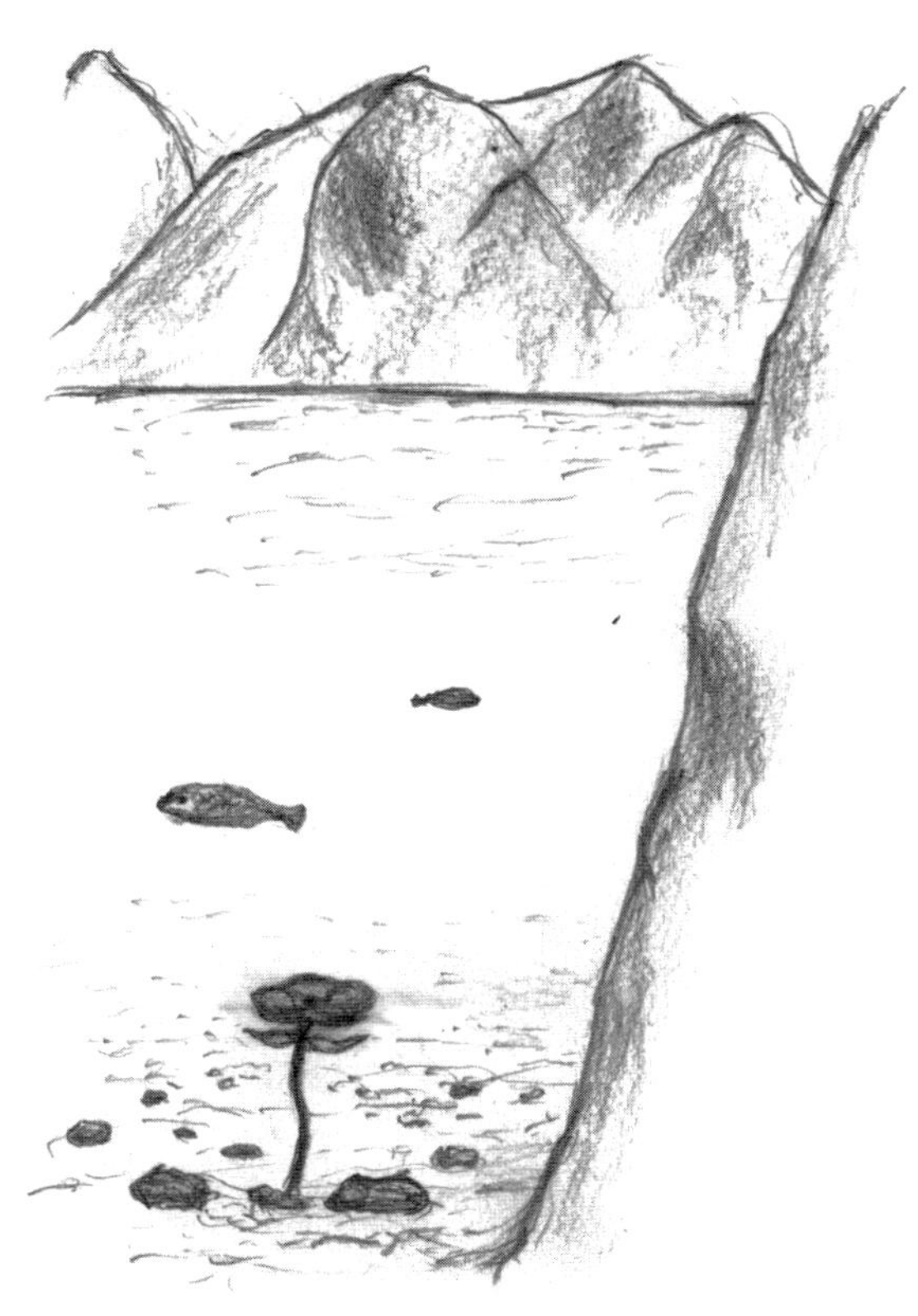

食虫花

その日もハチはいつものように、花の蜜を求めて飛び回っていました。今まで嗅いだこともないようなよい香りの蜜の匂いを感じ、ハチは今までいったことのない深い森の中に入っていきました。

香ばしい匂いを放つその花は、名前は分かりませんがたとえようもないほど美しい紅い花でした。その大輪の花の奥から蜜の香りが漂ってくるのです。

ハチが飛んで近寄っていくと、花は優しく微笑んで、

「ようこそ、いらっしゃい。どうぞ、こっちへ。あなたの大好きな甘い蜜がたっぷりあるわよ」

それでも、ハチは初めての花でもあるので少し警戒しながら、花の周りをしばらく

飛んでいました。しかし、やはり蜜の誘惑には勝てません。ハチは花のふちに止まりました。その花は上に大きく開き、奥にはおいしそうな蜜がたっぷりたまっていました。

　ハチは花に聞きました。

「この蜜なめていい？」

「もちろんよ。好きなだけなめていいのよ」

「ありがと」

　ハチは蜜の中へ下りていきました。蜜は今までハチの知っていた蜜とは比べものにならないほどおいしかったのです。ハチは夢中でたっぷりと蜜をなめました。

「ああ、何てうまいんだ。今までこんな甘い蜜なめたことなかった」

「そう？　そんな風（ふう）にいわれて私も嬉しいわ」

「こんなにごちそうになって何かお礼をしなくちゃね」

「いいのよ、お礼なんて。あなたがここに来てくれただけで私は……」

「この蜜、皆にも持って帰っていいかい？」

「ええ、いいわよ、持てるだけ持ち帰って。そうできればね」

ハチはできるだけたくさん蜜を口に含み、また体にもたっぷり蜜をつけ巣に帰ろうと思いました。

「おいしい蜜ありがとう。じゃあ、もうそろそろ」

「待って。蜜がそんなにおいしかったら、まだ帰らなくたっていいのよ。何ならいつまでもここにいたって」

「でも……」

さすがにハチも、もうこれ以上長居するのは危険かなと思ったのです。ハチは蜜の中から飛び立とうとしました。しかし、蜜が粘っこく足や羽にくっつきなかなか飛び立つことができないのです。ハチは死にもの狂いで蜜の中でもがきました。

「いかないで。ね、お願いだからいかないで」

花は泣きそうになりながら、ハチに必死に懇願(こんがん)するのでした。一方、ハチは足や羽を必死に空しくバタバタさせています。しかし、もがけばもがくほど蜜にからめとられていくのでした。しだいに薄らいでいく意識の中でふと気づくと、透明な蜜の底の方には何か黒っぽいものがいくつか見えました。よく見ると、それらはハチやアリなどのやせ細った亡骸（なきがら）のようでした。ああ、とうとう自分もあんな風（ふう）になってしまうのだろうか、とハチはもうろうとしていく意識の中で思ったのです。けれども、そう思いながらも何故か、ちょっとした恍惚（こうこつ）感もあったのでした。そういうハチの様子を、その花はずうっと愛（いと）おしむように見ていたのです。

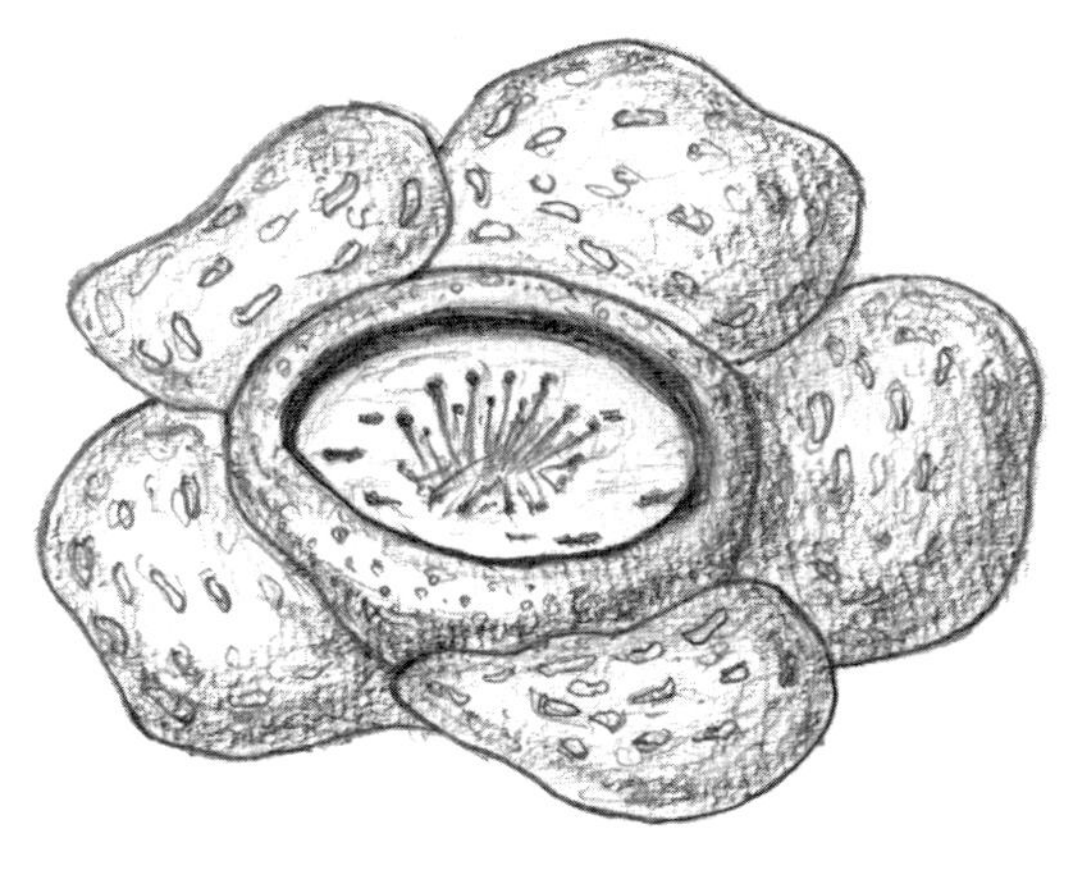

薔薇

薔薇は美しい花の中でもとりわけ美しい花として有名です。薔薇には鋭い刺(とげ)がありますが、それでも人気が高いので、他の花たちからうらやましがられ、また妬(ねた)まれてもいます。

けれども――。

その昔、薔薇には刺がありませんでした。その頃、イヌやネコはもちろん、カラスまでも薔薇の周(まわ)りに群がりよってきました。皆、薔薇の美しさにとりつかれてしまっていたのです。初めのうちは薔薇もそこそこ嬉しかったのですが、だんだんわずらわしくなってきました。皆、薔薇に近寄ってくると、においをかいだり抱きしめたり、時にはつっついたりなめたりするものもいたのです。薔薇は嫌がって、とうとう神さまにお願いし鋭い棘を生やしてもらうことにしたのでした。それから、皆、そう簡単には薔薇には触れたりできなくなったのです。

しかし、そうなればなったで、近寄りがたい魅力ということで、薔薇の人気は落ちるどころかますます高まっていったのは皆さん御存知の通りです。

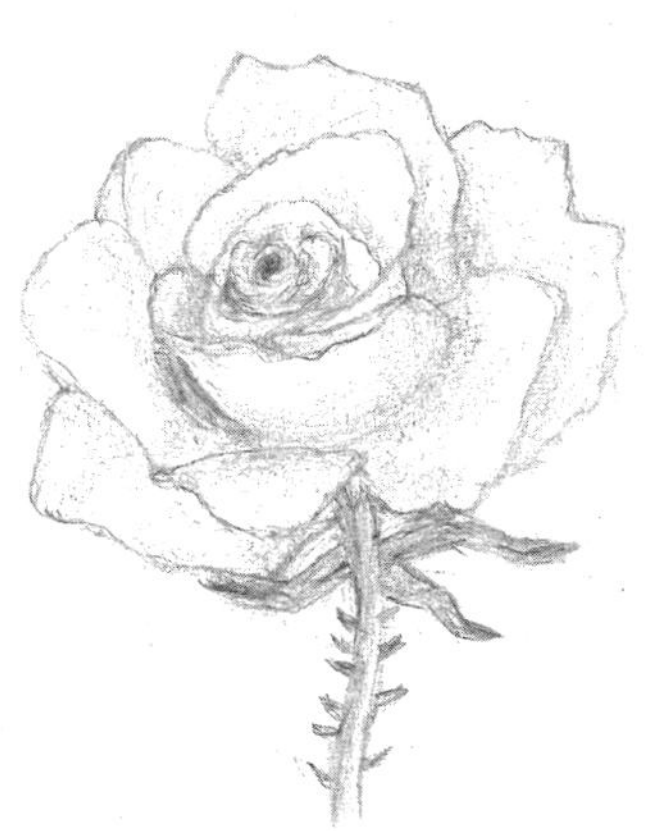

昼顔

昼顔は朝顔によく似た昼間に咲く淡紅色の美しい花です。とりわけ浜辺に咲く昼顔は美しくも妖しい魅力にあふれています。

海を泳いでいる魚たちの中には、浜辺の昼顔の魅力にとりつかれ、その辺(あた)りから離れられなくなり海中をいったり来たりする魚たちもいたのです。あげくには自分の気持ちをおさえられず、止める家族をふり切り、あるいは家族の目を盗んで、浜にあがってきてしまう魚もけっこういたのでした。

魚がひれを立て懸命に歩き、やっとの思いで昼顔のところへたどりつくと、昼顔は笑顔で迎えてくれます。

「いらっしゃい。来てくれて嬉しいわ」

「昼顔さん、君は何て美しいんだ。とてもこの世のものとは思えない」

魚が、昼顔を撫でたり抱きしめたり熱い息を吐きかけたりすると、昼顔はくすぐったそうに微笑みます。けれども、すぐに別れの時が——。昼顔はなごり惜しそうに、

「さよなら△、また来て□」

「ウン、またという日があればね」

魚は必死に海に戻ろうとするのですが、海に戻れるものはほとんどいません。途中で泡をふき、もがきながら死んでしまうのです。その様子を浜辺から昼顔が悲しげに見ていました。

けれども、昼顔はやはりさびしかったのでしょう。次の日もまたその次の日も、海で泳ぐ魚たちへ、誘うような微笑みを投げかけているのです。

真夏の夜の花

真夏の夜空に、赤、青、黄……色とりどりの大輪の花が、次から次へ競うように咲いていきます。その様子を高い上空から満月が見ていました。

赤い花がいいました。

「赤い色が一番美しいわ。だからわたしが一番幸福（しあわせ）」

それを聞いた青い花が反発して、

「何いってるの。青い色の方が赤よりずっと美しいわ。だからわたしが一番幸福」

「二人とも分かってないわね。一番美しいのは黄色に決まってるでしょ。だからわた

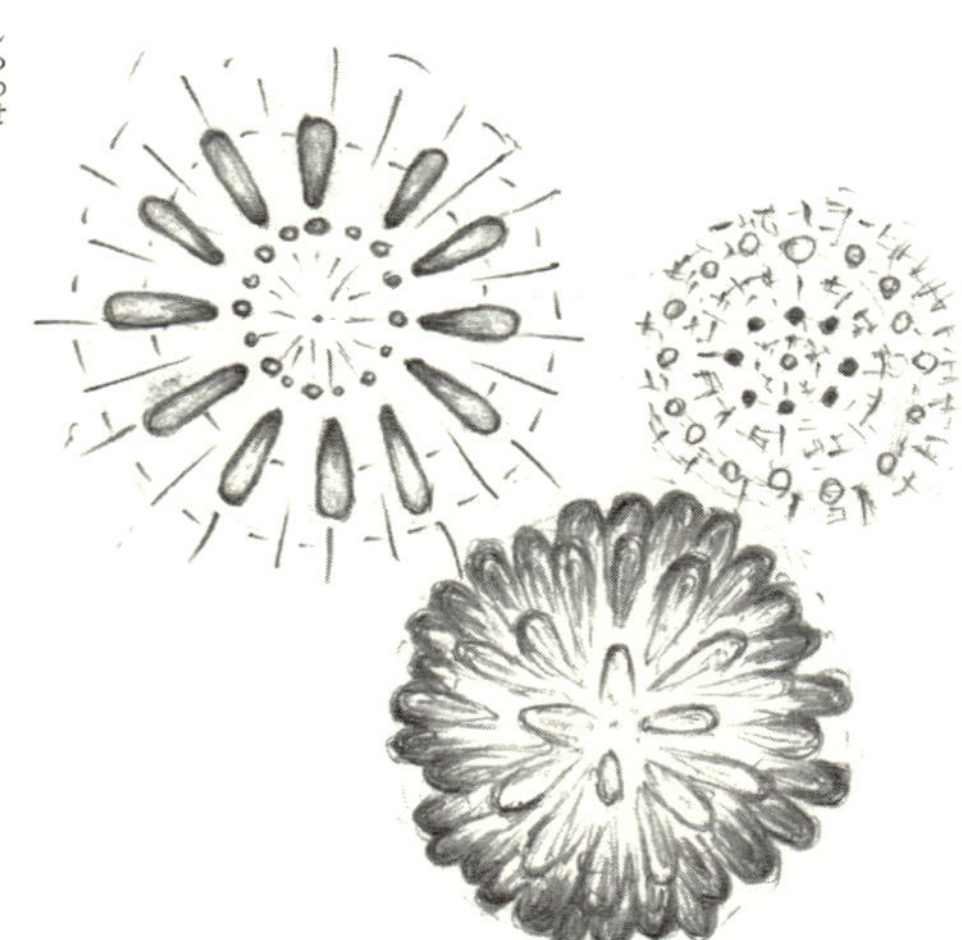

しが一番幸福なのよ」

　花たちの間に険悪な空気が漂いました。

　その様子を上空から見ていた満月が間をとりもつように、

「みんなそんなことで仲違いしてもしょうがないでしょう。よく考えてごらん。あなた方はすぐに消えてしまう宿命なのですよ」

　それを聞いて、花たちは皆しゅんとなってしまいました。満月はさらに、

「どの色がどの色よりも美しいとか、どの花がどの花よりも幸福であるとか、そういうことはあるようでないものなのですよ。自分の色を一生懸命生ききるようにするよりほかないのです。赤は赤らしく、青は青らしく、黄色は黄色らしく」

　花たちは皆、じっと聞いていました。

「それにあなた方はたとえ短くとも咲けただけでもよしとしましょうよ。この夜空に咲けなかった花もあるでしょう」

　夜空には次々と大輪の花が産まれ、一瞬輝いた後、また次々と消えていったのでした。

冬の花

その小さな白い花たちは、冬の寒い日、天上から地上へ次々と舞い降りてきます。それは天上の神さまが、穢(けが)れのない白い花たちでこの世を清らかにしようとして降らせるものでした。白い花たちで地上がおおわれると、心が洗われたような清らかな気持ちになるのはそのためなのです。その白い花たちは、一見どれも同じように見えますが、ひとつとして同じものはありません。それぞれが個性豊かで美しいのです。

しかし、それだけに白い花たちは誰かに触れられただけで消えてしまわねばならない儚(はかな)い命でした。また、晴れて陽が射しただけでも次々と消えてしまう宿命です。そのうえ、初めは清らかな美しい純白さで皆に喜ばれるのに、消えていく頃はうすぎたなくも見え、いやがられることも多かったのでした。

けれども、白い花たちがうすぎたなくなるのは、地上の穢れたものを優しく吸収してくれるからなのです。

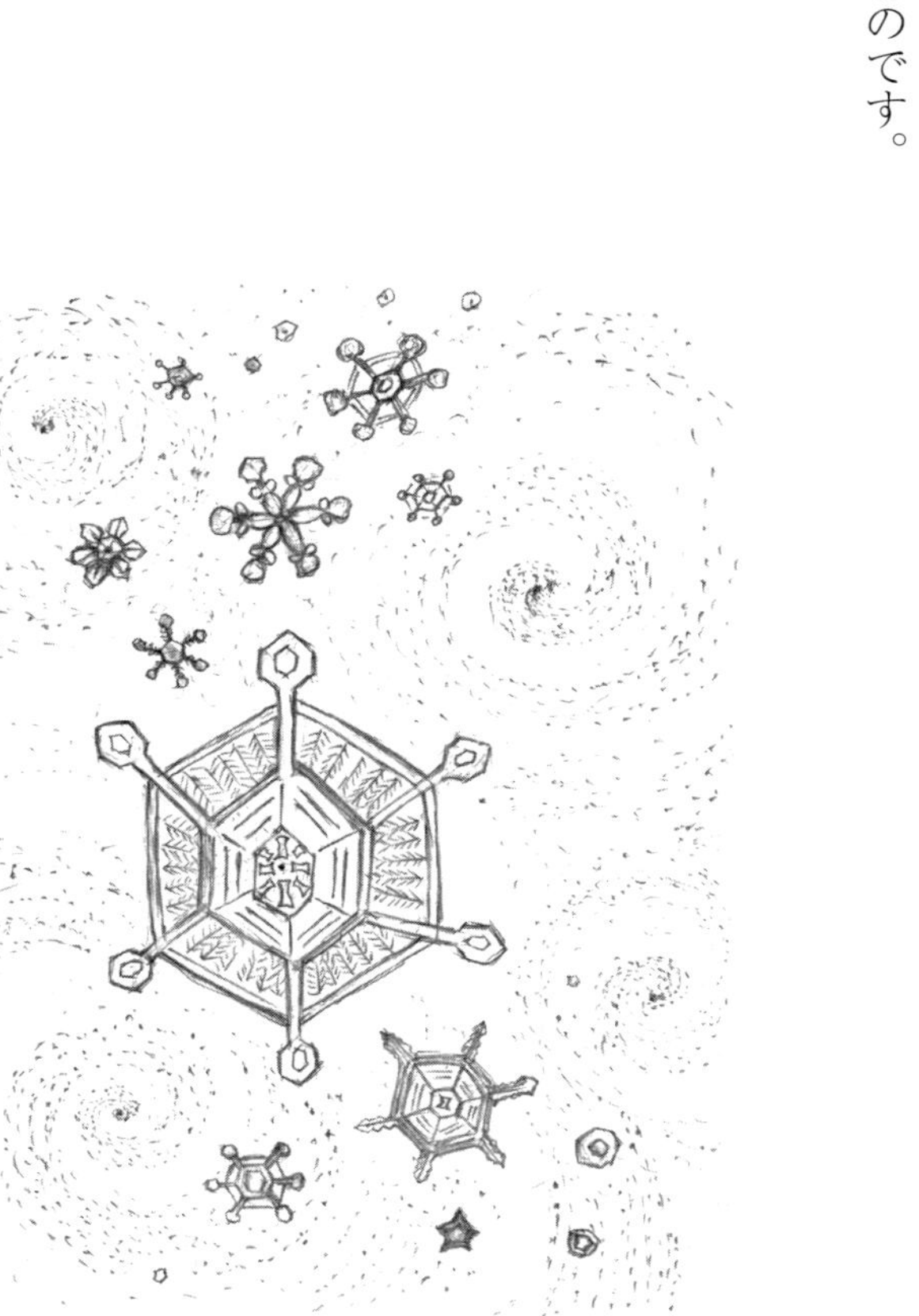

向日葵(ひまわり)と夜光花(やこうばな)

向日葵は情熱の花です。その向日葵が太陽に恋をしたのは、おそらく似た者同士だと思ったのでしょう。

向日葵は昇ってくる太陽を見て、明るく微笑んでみました。太陽の方でも向日葵の自分への想いに気づきましたが、少し迷惑にも思い、わざと顔をそむけ天高く回っていきました。向日葵は顔を回し必死にそのあとを追いかけました。

太陽が西へ西へと回っていくのには理由がありました。夜光花は夜にだけ咲く静かな大人しい花です。太陽は夜光花のようなそんな花が好きでした。けれども太陽は夜光花を実際に見たことはありません。月や星々の噂によると、月光の下で白い美しい花を咲かせ、また夜光花自身も淡く青い光を放つといいます。太陽はその見たこともない夜光花に恋こがれてしまったのでした。

　太陽は何とかしてその見たこともない夜光花に一目会って自分の想いを伝えたいと思ったのでした。しかし、太陽が現れた時には、そこは昼となってしまいます。夜光花は明るくなると花を閉じ厚い葉っぱで体をおおってしまうので、太陽は夜光花がどこにあるのか分からなくなってしまうのでした。太陽は夜光花になかなか会うことができなかったのです。

　一方、向日葵は太陽が顔を出せば、すぐに「私、とっても愛しているわ」というように顔を向けました。太陽が昇ってから沈むまで、その動きに合わせ顔を回し愛おしそうにずっと太陽を見つめ続けたのです。

　けれども、太陽は「お前のことなんか、何とも思ってないんだよ」といわんばかりに向日葵の方など振り向きもせず、夜光花を追い求め西へ西へと落ちていくのでした。太陽が沈んだ後、向日葵はいつもはらはらと涙をこぼしました。

　こうして、太陽は毎日夜光花をさがし求め、東から昇り西へ沈むことを永遠に繰り返しているのです。

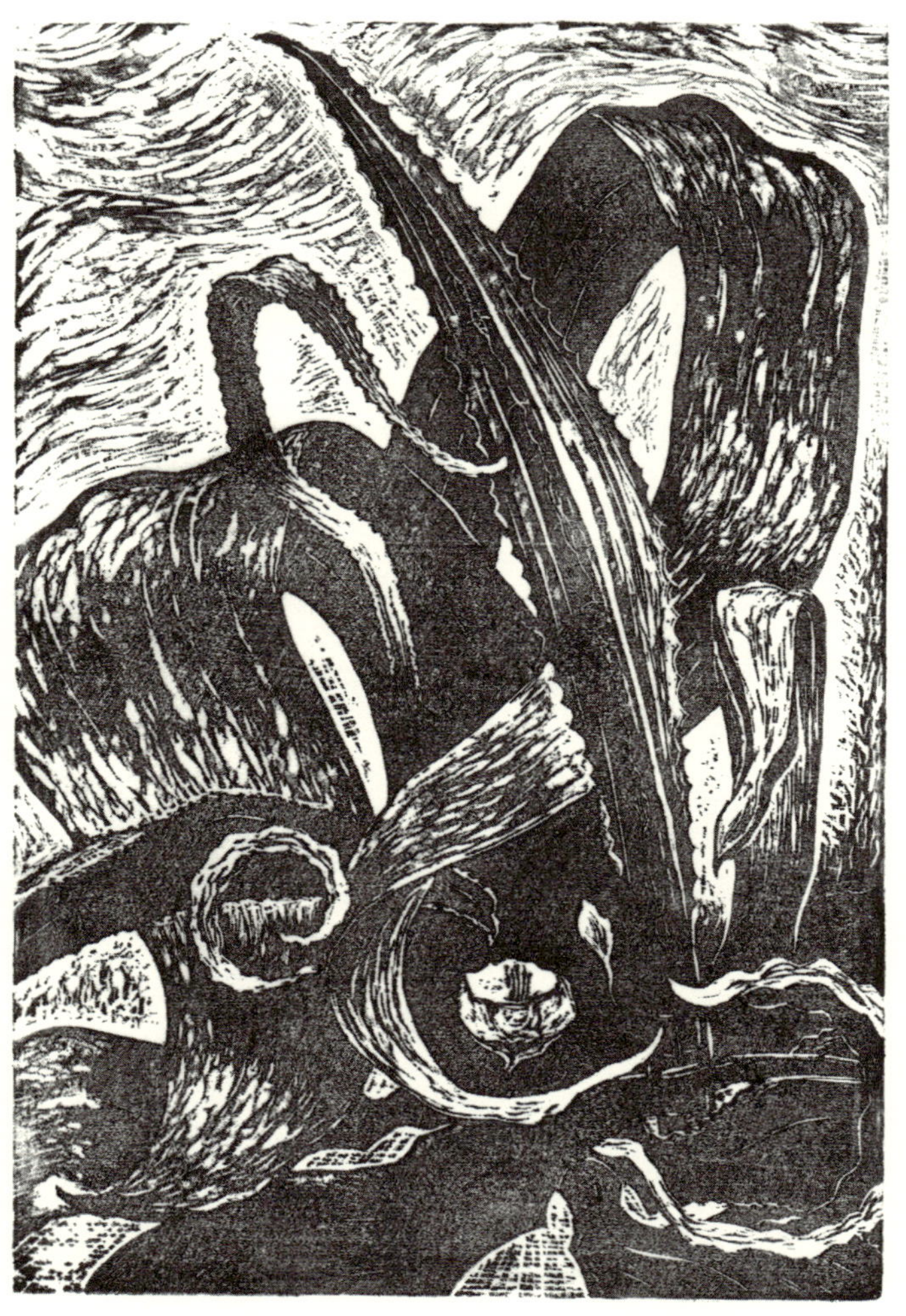

Ⅳ

動物編

その1　イソップ寓話集より

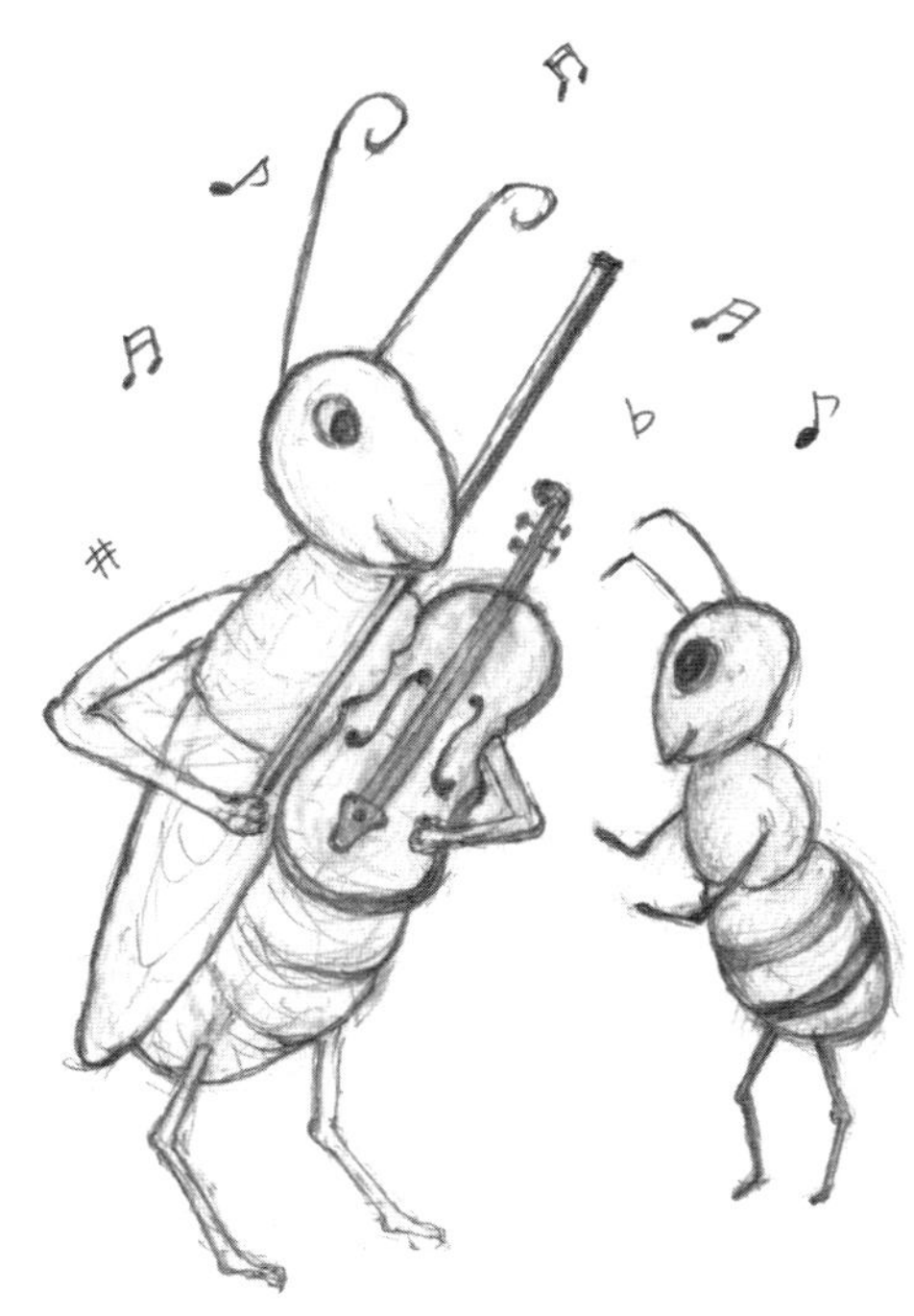

（イソップ寓話集「オオカミを追うイヌ」より）

猟犬とオオカミ

猟犬は主人の猟師と一緒に、野や森でウサギやキツネなどを追いかけた。猟師が猟銃で獲物を撃ち、動けなくなったその獲物に猟犬が食らいつく。ウサギたちは猟犬を見ると、すぐに一目散に逃げ出した。それはオオカミも同じだった。

ある日猟犬は、自分も一匹の時、一匹のオオカミを野に見つけた。猟犬はいつものように大きく吠えると、勇ましくオオカミに向かっていった。一目散に森へ逃げようとするオオカミを、自分がいつものように追いかけるものだとばかり猟犬は思っていた。

ところが――。

オオカミは逃げ出すどころか、自分の方へ牙をむいて向かってくるではないか。猟犬はいつも獲物たちを追うことばかりしていたので、自分が引き返すということをすぐには考えつかなかった。猟犬はオオカミにのしかかられ食い殺されそうになった時、息もたえだえにいった。

「ああ、そうだったのか、オオカミくんよ、キミがボクを見て逃げたのは、決してボクが怖かった訳じゃない。ボクの御主人さまが怖かったんだな?」

オオカミは「フン」と笑っていった。

「誰がお前の主人なんか怖いものか。怖いのはあいつが持っている猟銃だよ」

ネズミとカエル

ある日、ネズミとカエルが道端で出合い仲良くなった。ネズミは大きな町の屋根裏の自宅にカエルを招待し、肉やチーズなどを御馳走した。カエルはそんなものを食べたことがなかったので、とてもうまいと思い満足した。

しばらく経(た)って今度はカエルがネズミを、自分が棲(す)んでいる沼へ招待した。新鮮な魚や貝で御馳走しようと思ったのである。

しかし、ネズミは沼を見るとおじけづいて、自分は泳げないからと帰ろうとした。だが、帰られてしまってはカエルの面子(メンツ)が立たない。カエルは自分と一緒に沼に入るよう一生懸命口説いた。

「ネズミくん、ボクは陸地と水の中、どっちでも生きられる。ボクだって初めは水の中だけでしか生きられなかった。だけど必死にがんばって陸地でも生きられるようになったんだ。キミだってがんばればきっと水の中でも生きられるようになるよ」

「そうかなあ……?」

ネズミは不安げだった。

「ボクと一緒にまず水の中へとにかく入ってみようよ」

ネズミはいやがったが、カエルはさらに強くいった。

「死んでもいいからと思うくらいの気持ちでやれば誰だって何でもできるんだよ」

それから、カエルは自分の足とネズミの足をひもで固く結びつけ、ネズミを無理矢理沼の底にひきずりこんだ。ネズミは助けを求め必死に叫ぼうとしたが、水の中だったので声にならなかった。

ついにネズミは溺(おぼ)れて死んでしまった。カエルはぐったりと伸びたそのネズミの亡骸(なきがら)を見ていった。

「ダメだなあ、ネズミくんは。もっとがんばらなくっちゃ。せっかく御馳走したげようと思ったのに。それにしても何てひ弱な奴なんだ。こんなに簡単に死んでしまうなんて」

とその時、上空にカラスが現れた。気づいたカラスは急いで水の中にもぐった。カラスは沼の水面を漂うネズミの亡骸に襲いかかった。すると、ひもで固く結ばれているカエルも一緒に空中高く引き上げられてしまった。

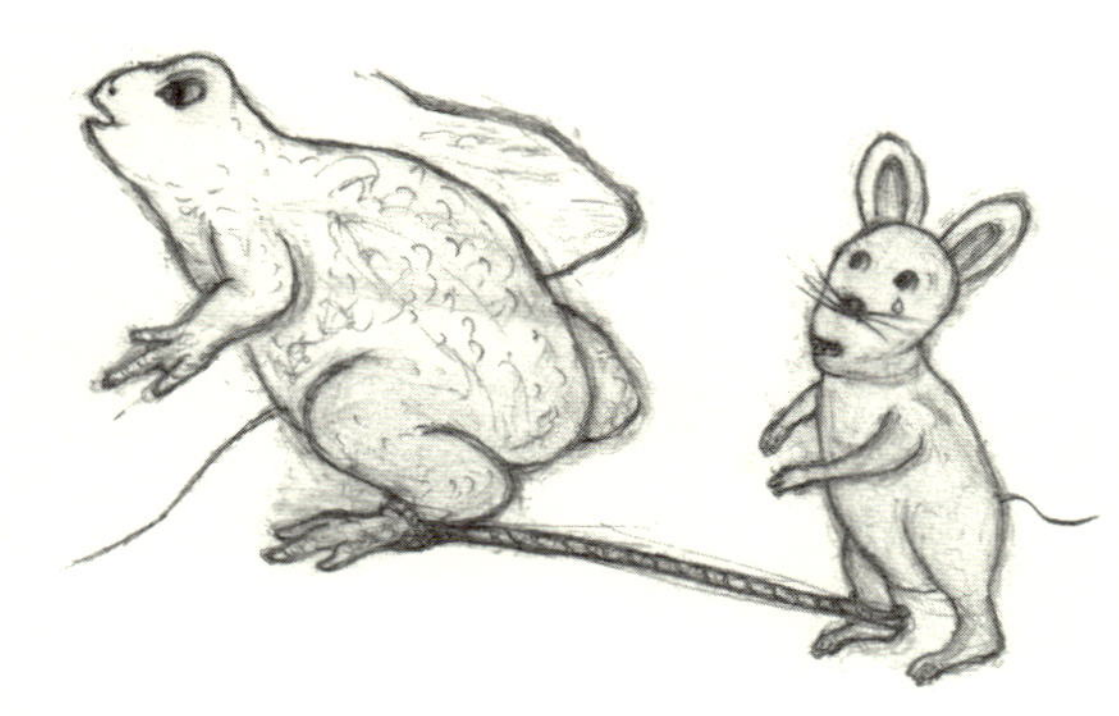

ウサギとカメ

ある晴れた日、ウサギはのろのろと歩くカメを見つけ、歌うような調子で声をかけた。

「もし、もし、カメよ、カメさんよ。♬世界のウチでお前ほど、歩みののろいものはない」

カメはカチンときてふり返り、

「何とおっしゃるウサギさん……♬」

カメは実際に走ってみなければどっちが早いか分からないから、向こうのお山のふもとまで駆けくらべをしようというのである。ウサギはこのカメの無謀な挑戦をフンと鼻で笑って受けた。カメは内心不安だったが、自分からいい出した以上もう後にはひけない。

ウサギとカメは「ヨーイ、ドン！」と同時に走り出した。ウサギはヒューッとうなりをあげ、疾風のように駆け出し、たちまち見えなくなった。カメも一生懸命に走った。しかし、それはウサギと比べれば、走るというよりはのろのろと歩いているようにしか見えなかった。

ウサギがしばらく走ってふり返ると、カメはもう全く見えなかった。ウサギはすっかり安心し、またポカポカとあたたかい陽気でもあったので少し眠たくなった。するとそこにちょうど大きな木が立っていたので、そのかげでちょっと一眠りすることにした。

やがて、カメがエッチラ、オッチラとやってきてぐっすり眠っているウサギを見つけた。カメはウサギの傍(かたわら)を通り過ぎたが、少し行ってからふり返った。ウサギを起こしてやろうかどうか迷ったが、結局戻ってきて起こしてやった。ウサギは目覚めると、一応は「サンキュー」と礼をいったが、そのまままたものすごい勢いで走り出した。その様子を木のてっぺんからかけすが見ていた。

しばらく走ると、すぐにカメは視界から消え、ウサギは勝利を確信した。しかし少し疲れ眠くなってしまったので、ちょうど近くにあった大きな岩のかげで、またも眠ってしまった。

やがて、カメが近づいてきた。カメは迷いながらも今度もウサギを起こしてやった。ウサギのほうでも今度は少し気がとがめたが、一応礼だけはいい、カメに構わず走り出した。そして、もう絶対眠ったりはすまいと固く誓った。

ウサギはすさまじいスピードで走り、カメはのろのろと追いかける。ウサギはもう山のふもと近くまで来ていた。

ところが――。

ウサギは前方を見てハッとなった。立ちふさがるように大きな川が流れていたのである。ウサギは泳げなかった。ウサギがあせっている間に時はどんどん過ぎていく。カメは着実に近づいてきていた。

そして、ついにカメがやってきた。カメは横目でチラッとウサギを見ながら川の中へ入っていった。カメが少し泳いでふり返ると、ウサギが悔しそうにまた悲しげにカメを見ていた。カメはためらいはあったが、やっぱり戻ってきてウサギを背にのっけてやった。ウサギは涙を流して喜んだ。

しかし、川の中ほどまで来た時、ウサギはこの川の中にふり落とされるのではないか、と不安になった。川はさほど濁ってもいないのに底まで見えず、なかなか深そうである。ウサギはおせじ笑いをしながらいった。

「ねえ、カメさん、この勝負はウィンウィン※としないかい？　キミには二回も起こしてもらったし、またこうやって背中にのせてもらってもいる。向こう岸に渡ったら一緒に歩いていこうよ」

カメは少し考えてからいった。

「ああいいよ。ウサギさんと引き分けなら本当のところボクは嬉しいくらいだ」

向こう岸に着くと、ウサギとカメは仲良く一緒に歩き出した。ウサギがカメの速さに合わせてくれたのである。

ところが――。

ウサギはいろいろ考えてみると、カメと引き分けでは、キツネやクマなど他の動物たちに面子（メンツ）が立たない。カメなどとはもともとレベルがちがう、みんなにバカにされるのは自分なのだ、とウサギは思った。

ゴールのふもとが近づいてきた時、ウサギはいった。

「ゴメンな、カメさん、やっぱりボクは先に行かせてもらうよ」

カメがあっけにとられている間に、ウサギはスピードをあげ、カメよりいち早くゴールに到着したのである。

しばらくしてやっと到着したカメは憮然（ぶぜん）としてウサギを見つめた。

その時、空から一部始終を見ていたかけすが地上へ降りてきた。かけすはまずカメにいった。

「カメくん、キミは勝負っていうものがどういうものか分かってないね。ウサギくんが途中で眠ってしまった、それも実力のうちなんだ。途中に川があった。それは運がカメくんに味方したっていうこと。運も実力のうちなんだよ。ウサギくんのことなんか放っておいてさっさと自分だけ川を渡ってしまえばよかったのさ」

次にかけすはウサギにいった。

「ウサギくん、勝ったのはキミだ。キミはそうやって勝った、勝ったと一人で喜んでいればいいさ。だけど、キミの勝利を喜んでいるのはキミだけじゃないのか。それも本当に喜べたらの話だけどね」

※ウィンウィン（双方に利益のある関係）

アリとキリギリス

夏の盛りである。アリは畑で小麦などの穀物を集め、汗水たらして一生懸命働いていた。その時キリギリスは自分で作詞、作曲をした詩(うた)を、ヴァイオリンを弾き楽しげに歌っていた。

やがて、冬がやってくる。食べ物がなくなり、貯(たくわ)えのなかったキリギリスは飢えて死にそうだった。小雪の降るある晩、キリギリスはついにアリの家の門をたたいた。

そのアリの家は父アリと母アリと子アリとで暮らしていた。

「ひもじくてたまりません。何か食べ物を分けてもらえませんか?」

父アリはうさんくさそうにキリギリスを見ていった。

「キミは一体、夏の間何をやっていたんだい?」

「ボクはヴァイオリンを弾き、歌を歌って好きなことをやっていました」

「それなら雪の散らつく中でも、またヴァイオリンを弾き歌を歌っていたらいいじゃないか、その好きなこととやらをさ」

「でも、寒くて……」

父アリはキリギリスを何としてでも追い出そうと思ったが、その時、

「あなた、一晩だけでも泊めてあげたら」

母アリだった。アリの子どもも心配そうに見上げている。父アリはちょっと考えてから、

「しかたないな。だけど一晩だけだぞ」

父アリは、キリギリスをあまりじゃけんにすると、母アリからも子アリからも自分が冷たい心の持ち主だと思われるのではないか、と危惧(きぐ)したのだった。

その晩、キリギリスはアリの親子と一緒にあたたかい食事をとった。夕食後、キリギリスはお礼にと、ヴァイオリンを弾き自作の詩を歌った。ヴァイオリンの音色は美しく、アリの親子は皆、キリギリスの澄んだ声に聞き惚れたのである。とりわけ子ア

リは目をまん丸くしてキリギリスを見ていた。

次の日は雪が降りしきり、昨日以上の寒さだった。アリはキリギリスをもう一晩泊めてやることにした。

キリギリスがヴァイオリンを手に居間の暖炉の前に座っていると、傍で子アリがヴァイオリンをじっと見ている。キリギリスが子アリに、

「弾いてみるかい?」

「ウン」

と、子アリは目を輝かせた。そして、キリギリスは子アリにヴァイオリンの手ほどきをしたのだった。子アリは見よう見まねでヴァイオリンを弾き、またキリギリスをまねて歌った。

こうして何日か過ぎ、子アリはヴァイオリンに夢中になっていった。

そんなある日、母アリはキリギリスがいないところで父アリに、

「あなた、ちょっとお話が……」

「何だい? シンコクそうな顔して」

「そろそろキリギリスさんには出ていってもらったほうが……」

「今は一番寒い時期だが……。食べ物がなくなってきたのかい？」

「いえ、食べ物は十分に……」

「なら、もうしばらくいいんじゃ？　あの子もなついているようだし。あの子があんなに楽しそうにしているのを今まで見たことなかったよ」

　母アリはきつい眼差しで父アリを見て、

「だから心配なんじゃないですか⁉」

「え……？」

　父アリはよく分からずとまどった。母アリは父アリを見つめ、一言一言かみしめるようにいった。

「あなたは、あの子があんな風になってしまってもいいんですか」

　父アリはハッとなった。

　翌日は晴れていたが寒かった。父アリはキリギリスにすぐに家から出ていってもらうことにした。

キリギリスは青い顔をし丁寧(ていねい)にお辞儀をしていった。

「皆さん、どうも今までいろいろとありがとうございました。この恩は一生忘れません」

キリギリスの声は少し震えていた。

「いっちゃうの?」

子アリが悲しそうな顔をしてキリギリスを見上げていた。

キリギリスは小さく手を振り、ヴァイオリンだけを持って、アリの家を出ていった。

アリの親子は食卓についたが、誰ものをいわなかった。やがて、母アリがあたたかいスープと焼き上がったパンをテーブルの上に置いた。親子はただ黙々とパンを食べ、スープを飲んだ。

父アリはふと思いついて顔を上げ、子アリにいった。

「そうだ、お前、このパンをあのキリギリスに持っていってやれ」

子アリは大きく肯(うなず)くと、父アリからパンをひとつ受け取り立ち上がった。

外に出ると、遥(はる)か遠くの空の涯(はて)から雲が湧(わ)き上がってきている。子アリは急いで走り、すぐにキリギリスに追いついた。

「小父さん、これ」

キリギリスは微笑んでパンを受け取り、

「ありがとう、後でゆっくり食べさせてもらうよ」

パンはまだあたたかだった。

キリギリスの姿が見えなくなるまで、子アリはずうっと見送っていた。

V 動物編 その2

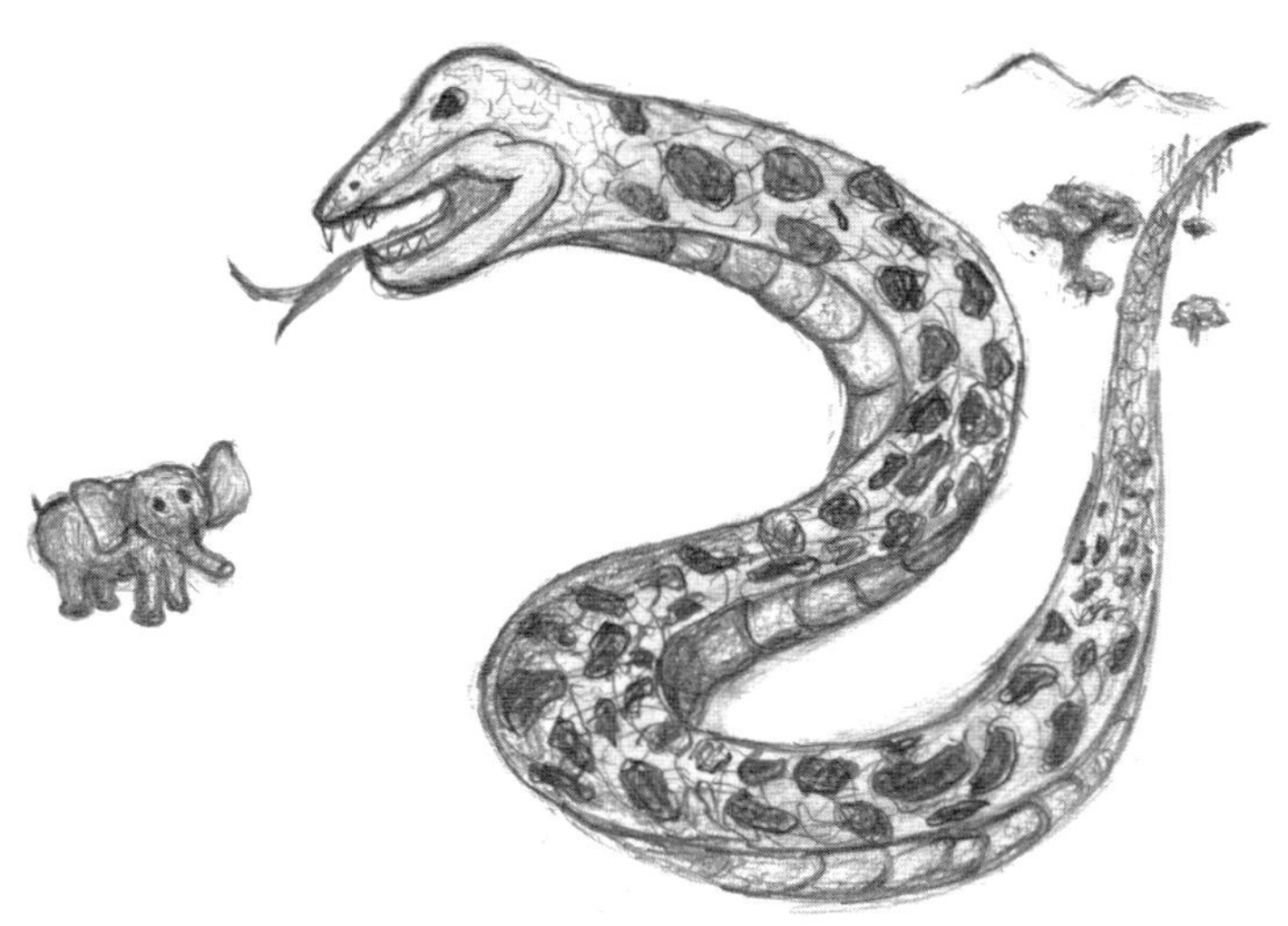

鶴と亀

川に一匹の亀が棲んでいた。亀は自分の短く太い首を醜いと思い気にやんでいた。しかし、外敵に襲われた時には、その短く太い首を素早くかたい甲羅の中にひっこめ攻撃を防ぐことができたのである。

ある日、その川に一羽の白い鶴が舞い下りてきた。鶴は自分の首が長過ぎて不格好だと思い気にやんでいた。しかし、その長い首のおかげで、川の魚を簡単にとらえることができたのである。

ある月夜の晩、鶴と亀は出合った。亀は鶴の白く長い首を美しくて魅力的だと思った。一方、鶴は亀の太く短い首をたくましくて魅力的だと思った。

鶴と亀は互いにひかれあうようになり、ついに結婚することにした。どんな子どもが産まれるかはまだ分からないが、大変めでたいことにはまちがいない。おそらく非常に長生きすることだろう。

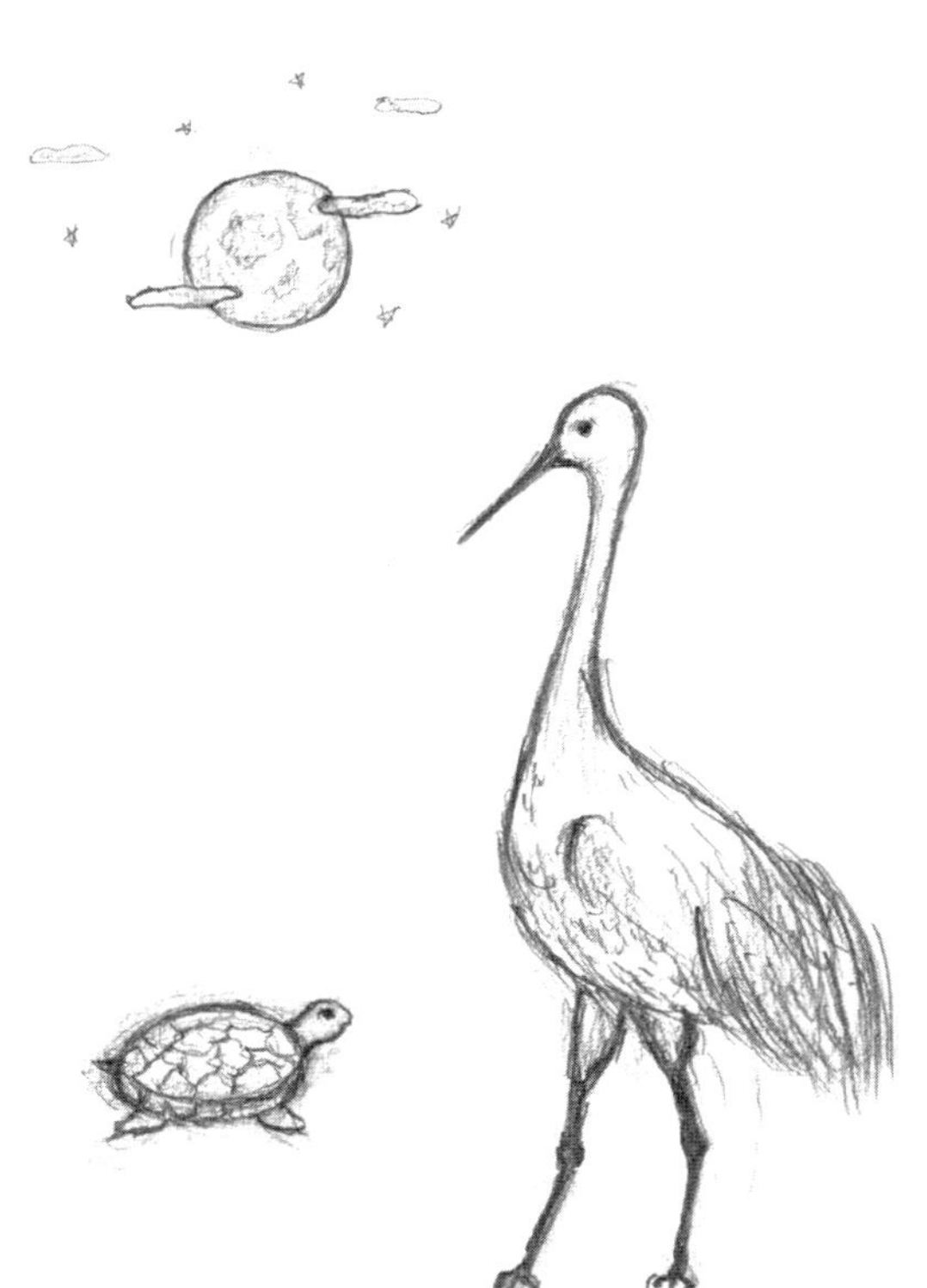

忠犬

ある冬の昼下がり、イヌは暖炉の側でうずくまり、主人はいつものようにパイプをくゆらせ新聞を読んでいた。

突然、そこへ地震が起こった。イヌは驚いて主人に構わずすぐに外へ逃げ出した。あわてふためいて後から逃げ出してきた主人はイヌに怒った。

「何て奴だ、お前はわしを放っといて、真っ先に逃げ出したな⁉ お前には忠犬ハチ公の爪のアカでもせんじて飲ませてやりたいよ」

イヌはしゃあしゃあとしていった。

「何をおっしゃる御主人さま。私めは御主人さまの安全な避難場所を見つけようと、身の危険もかえりみず、イの一番に外に飛び出したのですよ」

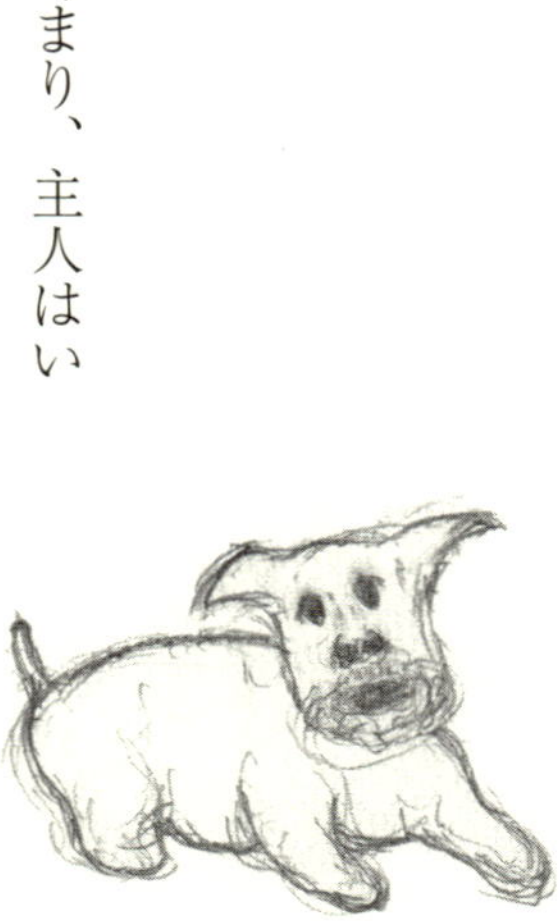

巨大なヘビの物語

広い草原に一匹のヘビが棲んでいた。そのヘビは食欲旺盛で、ネズミ、カエルなど見つけしだい片っぱしから平らげていった。飽くことのない食欲で、獲物をむさぼり食ったヘビはどんどん大きくなり、ついには象をも簡単に飲みこめるほどになったのである。ヘビの長さはまっすぐに伸ばすと、カマ首をいくら高くもたげても自分の尾が見えないほどだった。

だが、ふと気づいてみると、ヘビが食いつくしてしまった草原に、もうヘビの食べ物は残っていなかった。アリの巣などがところどころにあったが、そんなものでは大きくなったヘビの胃袋には何の足しにもならない。草はたくさんあったが、もともと草などはヘビ本来の食べ物ではなく満足できるものではなかった。

ヘビは飢えに苦しみ、草原中をくまなく何日も食べ物を探し回った。もう餓死するほかないかと思ったその時、ヘビは前方に何か微かに動くものを見つけた。ヘビが喜んで近づこうとすると、それは逃れようと思ったのか、草むらの中へするすると入っていった。ヘビは衰えた体にムチ打って、それをとらえようと必死に追いかけた。それは太いヒモのような生き物だった。ヘビは力をふりしぼり、それに襲いかかり食いついた。

ヘビが久しぶりに食べたそれは、今まで食べた何ものよりも美味だった。ヘビは噛みくだきながら、どんどん飲みこんでいった。

かなりの時が過ぎた。と見ると、巨大なヘビが忽然として、この草原の何処にもいなくなっていたのである。あの巨大なヘビは二度と現れることはなかった。

怯(おび)えるオオカミ

森に一匹のオオカミが棲(す)んでいた。森にはほかにもウサギなどの小動物が棲んでいたが、オオカミは見つけしだいとらえて食べてしまった。ウサギたちはオオカミを見ると、皆怖(おそ)れて我先にと逃げ出した。オオカミは自分こそがこの森の王だと思った。

その日はよく晴れていて風もない穏やかな日だった。オオカミは水を飲もうと、森の奥の池にいった。池の水面は鏡のように平らで静かだった。オオカミは水を飲もうとしてギョッとなった。今までじっくりと水の中を見たことはなかったが、水の中から今まで見たこともない恐(おそ)ろしい顔が自分を見上げているのである。口は耳まで裂け、その目は残忍な光を帯びている。平気で生き物を殺せる獰猛(どうもう)な顔だった。オオカミは怯える心を隠し、相手の顔を睨(にら)みつけた。すると、相手もまた睨み返してきた。しばらく睨み合っていたが、オオカミはついに耐えきれず、「キャイーン！」と、悲鳴をあげ逃げ出してしまった。その生き物が水面から飛び出し後ろから襲いかかってくるのではないかと思い必死で逃げた。かなり逃げたところでやっと一息ついた。

しかし、オオカミはこの森の中に自分より強く凶暴そうな生き物がいることを知り、その後、怯えて生きるようになった。

森のウサギたちも、偉そうにしていたオオカミが、何かに怯えていることがしだいに分かってきた。その何かははっきりとは分からないが、オオカミさえも怖れるような恐ろしい生き物であることには間違いなかった。

オオカミはときおり、おそるおそる池の方へいき、怯えた表情で戻ってきた。ウサギたちも池の中に何がいるのか興味津々で、また怖いもの見たさもあり、オオカミに出合わないようにして池にいき、水の中をおそるおそるのぞいてみた。すると、水の中からは穏やかな優しい顔をした生き物が、不思議そうに見つめ返してくるだけで、別に恐ろしい生き物などはいなかった。

だが、オオカミにはオオカミよりも恐ろしい何かの生き物が見えているようなのは明らかだった。そこでウサギたちはオオカミが襲って来そうになると、「オオカミさん、あんたより強いあいつがやってくるぞ」と、逆に脅(おど)かして難を逃れるようになったのである。

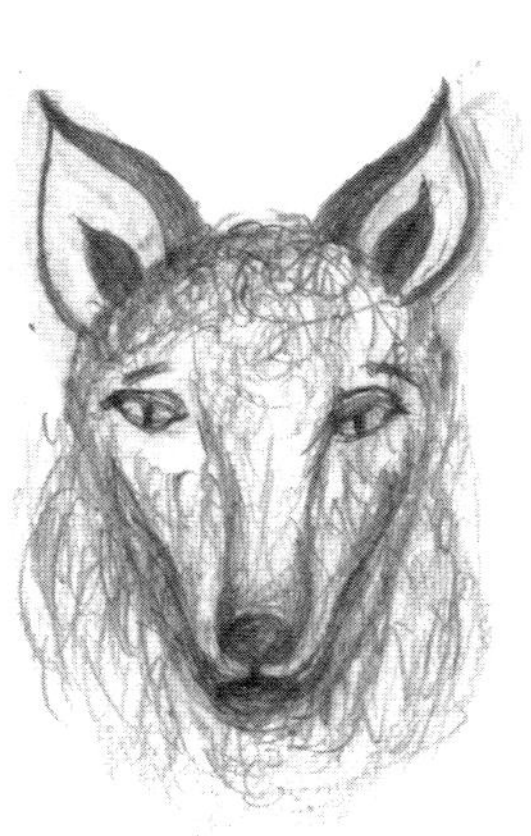

トカゲの尻尾（しっぽ）

ある夏の日、一匹のトカゲが草原の片隅で休んでいた。と見ると、大きなヘビが自分の方へ向かってくる。どうやら自分を狙っているらしい。トカゲはすぐ一目散に逃げ出した。ヘビは気づかれたのを知ると、シュルシュルッと音を立てすさまじい速さでトカゲを追ってきた。

トカゲとヘビの距離はみるみるうちにちぢまっていった。トカゲはついに奥の手を使うことにした。自分のしっぽを切り離したのである。しっぽは驚いていった。

「え!? ボクだけ犠牲にするつもり？」

トカゲは悪びれずいった。

「すまんな。けどお前にだけ犠牲になってもらえば、我々の子孫はこれからも繁栄できるだろうし。こういう場合、誰かが皆のために犠牲になるのは必要なことなんじゃないかな？　また尊く美しいことでもあるし」

「そんな……」

トカゲはしっぽに構わず、死にもの狂いで逃げた。どうせしっぽなんてまた後で生えてくる、と思ったのだった。ヘビはしっぽに迫ってきて、カマ首をもたげ襲いかかろうとした。しっぽは必死になっていった。

「ヘビさん、ボクなんか食べてもたいして腹の足しにならないんじゃ？　そんなに体が大きいんだもの。それよりあっちを食べたほうが……」

と、逃げていくトカゲの方を示した。ヘビは笑っていった。

「坊や、よけいな心配はいらないんだよ。坊やを食った後はトカゲ本体も食っちまうんだから」

ヘビは泣きわめくしっぽを、むしゃむしゃとうまそうに食ってしまった。

その後、ヘビは舌なめずりをしながら、今度はトカゲ本体を食おうと、そのカマ首をもたげた。

ところが——。

ヘビがいくら目をこらしても、もうトカゲの姿はどこにも見えず、草原には微（かす）かに風が吹いているだけだった。

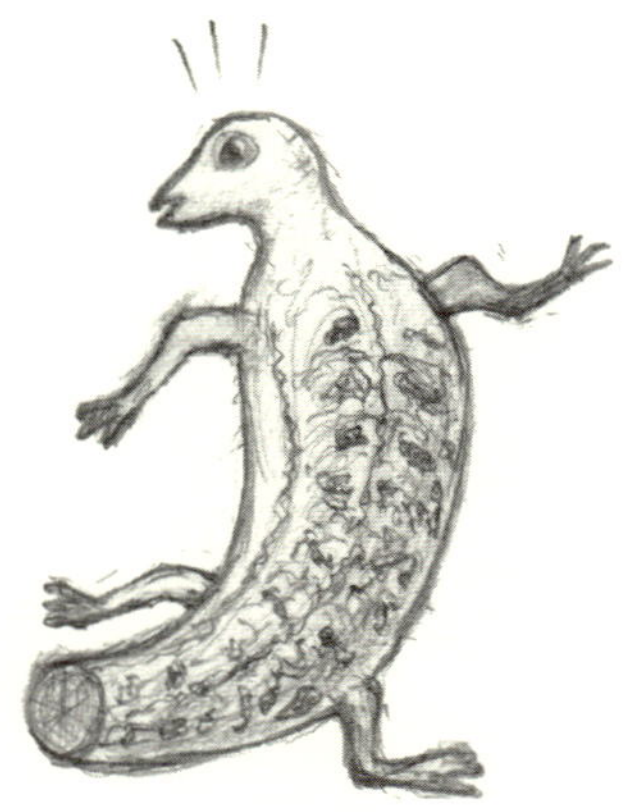

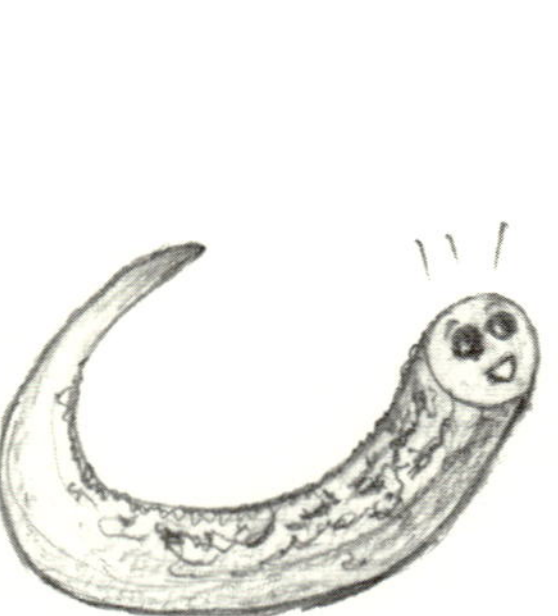

オオカミの子の敵討(かたきう)ち

森の中でキツネとオオカミがささいなことからけんかになった。力の差は歴然としていた。キツネはオオカミにかみつかれ半殺しにされてしまった。その後、キツネはオオカミに深い恨(うら)みをもつようになった。

しばらくして、またささいなことから今度はオオカミとクマが大げんかになった。当然ながらクマのほうが格段に強かった。殴り、蹴飛(けと)ばし、かみつき、なかなか激しいものとなり、ついにオオカミは死んでしまった。

その様子(ようす)を、木の陰(かげ)からじっと見ているものがいた。キツネである。クマは勝った、勝った、と雄たけびをあげながら森の奥へと去っていった。その後、キツネは木の陰から辺(あた)りをうかがうように顔を出した。クマの姿が消えるのを見届けると、キツネは先日の恨みをはらさんとばかりオオカミの屍にかみつき、また蹴飛ばした。死んでいるので、安心してやりたい放題のことをやったのである。

そんな時、ウサギやリスなどが現れた。ウサギたちはキツネがオオカミを倒したのだと思った。キツネはそれならそう思わせておいたほうが得だと思い、強そうに胸をたたき、「オレはついにやったぞ、あのオオカミをやっつけたんだ」とさも自慢げにいった。ウサギたちは皆、それを信じた。

ところで、オオカミには幼い子どもがいた。何年か経って、そのオオカミの子は体も大きくなり強くなった。周りのウサギやリスたちはオオカミの子に会うと、敵討ちはまだかまだかと催促するように聞いた。なかなか敵討ちをしないのは臆病者だからだ、と陰口をたたくものもでてきた。

オオカミの子は、爪を研ぎ牙を磨き、来たるべきその日にそなえた。

一方キツネのほうは、オオカミの子が日ましに強くなってきているようなので、戦々恐々としていた。こんなことならもっと早くまだ小さいうちに殺しておけばよかったと思ったが、もう手遅れだった。また一方では、実際には自分がやった訳ではないのだから、いざとなったら本当のことを話そう、そうすれば何とかなるだろうとも思った。

一方また、オオカミの子どものほうでも、自分の親がこんなキツネごときにやられてしまうだろうか、という疑念もあった。だが、もし本当の敵がクマやトラだったら、自分はあっけなくやられてしまうのではないか、とも思った。

ともかくある日、オオカミの子はもう何とか勝てそうなので、キツネをやっつけようと決断した。オオカミの子は木の陰に隠れて待ち伏せし、キツネにサッと襲いかかった。もはやキツネはオオカミの子の敵ではなかった。

キツネはかみ殺されそうになった時、必死になっていった。

「後生だから待ってくれ、オオカミさん。キミのオヤジさんを殺したのはオレじゃない。本当はクマなんだよ」

オオカミの子はフンと笑っていった。

「そんな本当のことなんてどうだっていいんだよ。敵討ちをしなけりゃボクは森の皆から弱虫だと非難される。クマと戦ったって勝ち目はないんだ。この森で生きていくためにはお前さんをやっつける必要があるんだよ」

そういうことなのか、とキツネはやっと分かったのだった。オオカミの子は震えているキツネを、頭からバリバリとかみくだき食い殺してしまった。

ゴキブリの恩返し

安アパートの狭い一室に、一人の初老の男が寝ていた。男は三度の食事にことかくほどではなかったが、かなり質素な生活を強いられていた。けれども、来春からはささやかながら年金をもらえる予定だったから、そうすれば生活は多少楽になるはずである。しかし、それまでは現在無職なので、わずかの預金を切りくずして生活していかねばならなかった。

男は数日前から夏風邪をひいてしまい、熱も出て寝たり起きたりの生活をしていた。ゴホゴホ咳をしながらも、多少調子のよい時はTVを見たりしていた。TVだけはみすぼらしい部屋の割には、少し不つりあいなほど豪華な三十二インチの液晶ハイビジョンだった。

男がふと寝床から顔を上げると、向こうの台所に巨大な黒いゴキブリが見えた。これは何とか退治しなければと思い、男は寝床から静かに立ち上がった。ゴキブリのほうへ気づかれないようしのび寄り、近くのスリッパを手に取った。

男が手を上げた瞬間、ゴキブリが振り返り目が合った。その時、男はゴキブリをスリッパで叩き殺した後のことを考えた。床はゴキブリのグチャグチャになった血みどろの屍体で汚れてしまう。ティッシュを数枚取ってゴキブリをつかみ、なおかつ広告のチラシで包み、まだ断末魔の苦しみであがいていれば指でぎゅうぎゅうとつぶし圧死させ、それからゴミ箱に投げ棄てるというのが、男のいつもの手順だった。ところがこの時、男は身体が風邪でけだるいせいか、そういう手順がひどくわず

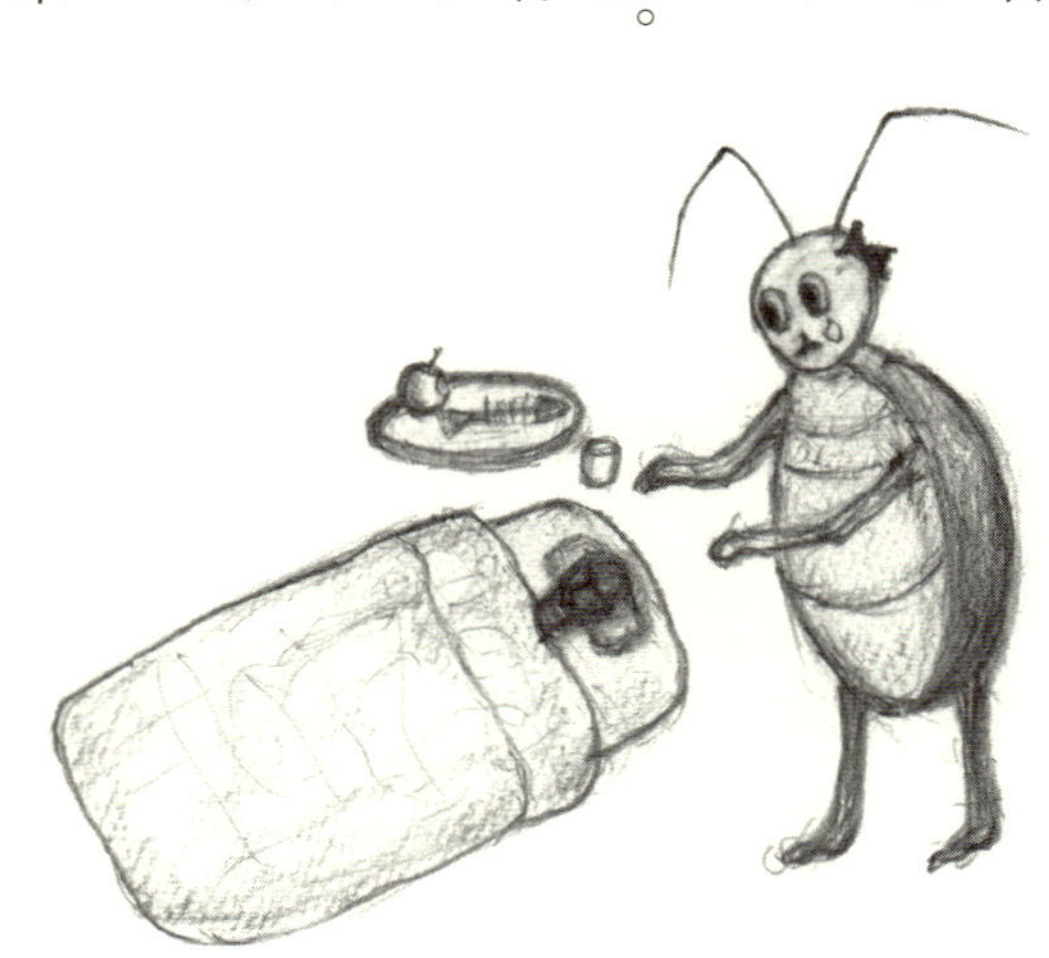

らわしく感じられた。そこで、男はスリッパを床に投げ棄て、また寝床に戻って寝てしまった。

一方、ゴキブリは男がスリッパを振りかぶった瞬間、もうこれで自分の一生は終わりかと思った。いつもなら素早く逃げてしまうところだったが、男と目が合った時、何故か身体がこわばってしまい動けなかった。

だが、男が突然、自分を殺害しようとするのを中止したので、ゴキブリは何が起こったのか理解できず非常に驚いた。しかし、その後すぐ自分に対する特別の想いから故意に救ってくれたのだと思った。ひょっとしたら男は自分に淡(ほの)かな愛を感じているのかもしれない。

それから、二、三日経って、男はまだ熱が下がらず、自分で食事の準備をしようという気にはならなかった。その日は何も食べずに一日中ぼんやり寝て過ごした。次の日もまたそんな調子だった。男は食事をつくるのも、買い出しにいくのもめんどうだったので、水だけで何日か過ごした。ゴキブリはそんな男が心配になってきた。

ゴキブリは男に食べ物を、それもすばらしいごちそうを持っていってやろうと決心した。ゴキブリは隣の部屋、またその隣の部屋などにしのびこんだ。家人にみつかれば殺害される危険もある訳だから、まさに命がけの決死行である。また、アパートの外にある共同のゴミ箱からもごちそうを探し出し持ってきた。自分は食べるのを我慢（がまん）しても、男の枕元にいろいろなごちそうを運んだ。男が眠っている間、ゴキブリは一晩中運び続けた。ゴキブリの心には男への愛が芽生えはじめていたのかもしれない。

男は朝めざめた時、枕元にごちそう——焼き魚の切れ端、古い生野菜、ハム、チーズなどがたくさん置いてあるのに驚いた。それらはほとんどが、もちろん新鮮ではなく、中には腐りかけているものまであった。だが、男は腹が減っていたので、またほかに食べるものもなかったので、しかたなくそれらを食べることにした。しかし、いざ食べてみると、案外にそれほどまずくはなかった。

数日後、狭い一室の寝床の中で、その男は息絶えていた。風邪をこじらせ、また疫病にもかかってしまったのである。

男の死は、まだ誰にも知られていないようだった。いや、その枕元で一匹のゴキブリが悲しげに男を見つめていた。

子羊たちの明日

郊外の大きな牧場でたくさんの子羊たちが飼われていた。子羊たちは幼いうちは皆同じように育てられるが、少し大きくなると牧場主によって選別された。牧場主は数名の使用人と牧羊犬の前で、優れた一流の子羊とそうでない一般の子羊とにテキパキ仕分けしていった。「せんだんは双葉より芳しかんば」というように、一流の子羊とそうでない子羊とを見分けることは、牧場主にとってはきっとたやすいことだったのだろう。一流の子羊は全体の一割にも満たなかった。

子羊たちは選別されたその日からまるで違った待遇を受けることになる。一流の子羊たちには柔らかいおいしそうな上等の干し草が与えられ、一般の子羊たちには余り上等でない干し草や残飯が与えられた。時には古くなり少し腐ったような干し草が与えられることさえあった。また、住む小屋も一流の子羊たちは南向きの陽当たりのよい小屋だったが、一般の子羊たちは日当たりが悪いか、西陽の当たる小屋だった。選ばれた子羊たちはすくすくと育ち丸々と太っていった。

一般の子羊たちは選ばれた子羊たちをつくづくうらやましいと思っていた。牧羊犬さえも選ばれた子羊たちには気を遣(つか)い大切に扱っているようだった。一般の子羊たちにはちょっとしたことですぐ噛(か)みつくのに、選ばれた子羊たちにはそうでないように思われた。

やがて、ついに運命の日がやってきた。選ばれた子羊たちは使用人たちの手で大事そうに抱えられ、大きなトラックの中へ入れられた。ちょっと不安になった子羊が使用人に、

「ボクたちこれからどうなるの?」

「喜べ。お前たちはこれからずっと上の段階へ昇るんだ。他の子羊たちなんかよりずっと人間の役に立ち喜ばれるんだぞ」

使用人たちは顔を見合わせてさもおかしそうに笑った。子羊たちはなるほどそうな

のかと思い、幸福な気分になった。そういう様子を一般の子羊たちは、少し離れた所からちょぴりうらやましげに見ていた。一匹の子羊が近くの牧羊犬におそるおそる聞いてみた。

「あの子たちは一体何処へいくの？」

「そりゃ、天国に決まってるだろう」

子羊も天国のことは話に聞いていた。そこはいつもさわやかな風が吹き小鳥のさえずりが聞こえ、おいしいものがたらふく食べられる、そんな所だった。残された子羊たちは、近日中に毛を刈り取られることになっていた。刈り取られた後はしばらく寒さに震えることになる。

残された一般の子羊たちは、連れていかれた選ばれた子羊たちのことを、ただひたすらうらやましく思ったのだった。

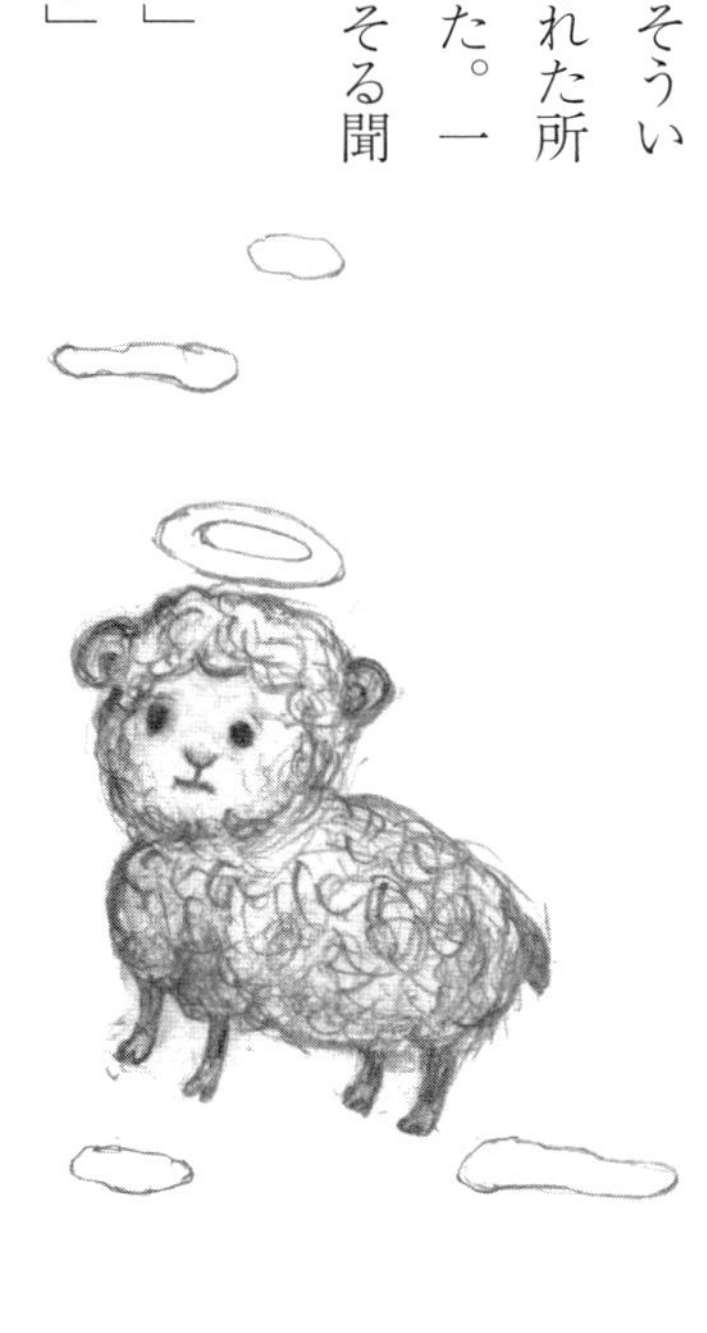

VI　色とりどりの鳥たち

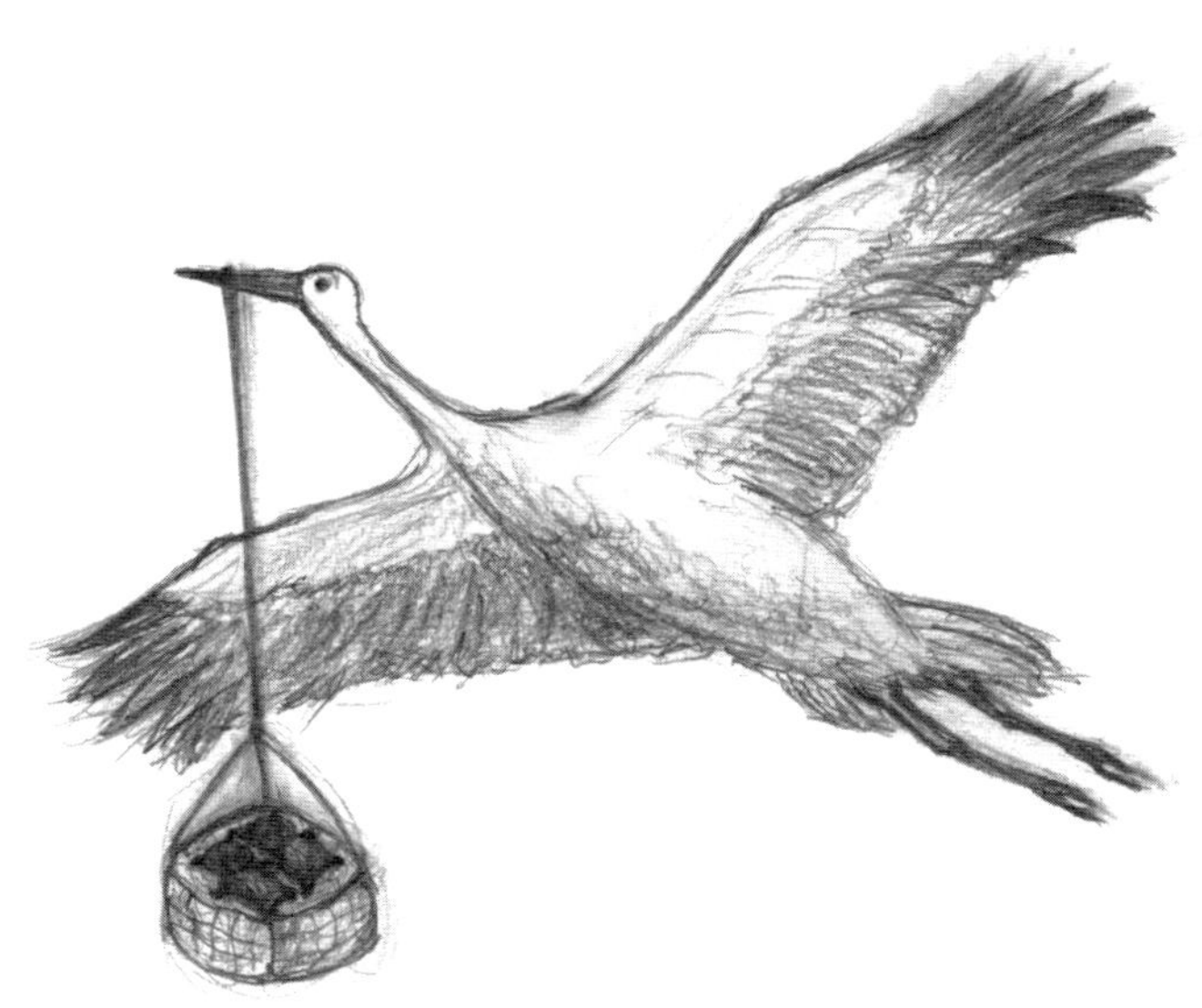

アマヤドリ

皆さんはアマヤドリという鳥を知っていますか？　アマヤドリは東アジアのとある島に棲(す)んでいる巨大な鳥です。羽を広げると象も羽の下におおいつくせるほどの大きさなのです。ですが、体が重すぎるせいか、飛ぶことはできません。また走ることもできないのです。ゆっくり歩くのがせいいっぱいでした。

アマヤドリはきっと心が優しいのでしょう。嵐がきた時などは、森に棲むリスやキツネなどの小動物を、その大きな羽の下におおって、風雨をしのいでやりました。そのかわりという訳でもないでしょうが、ふだんリスやキツネたちは自分のえものの分

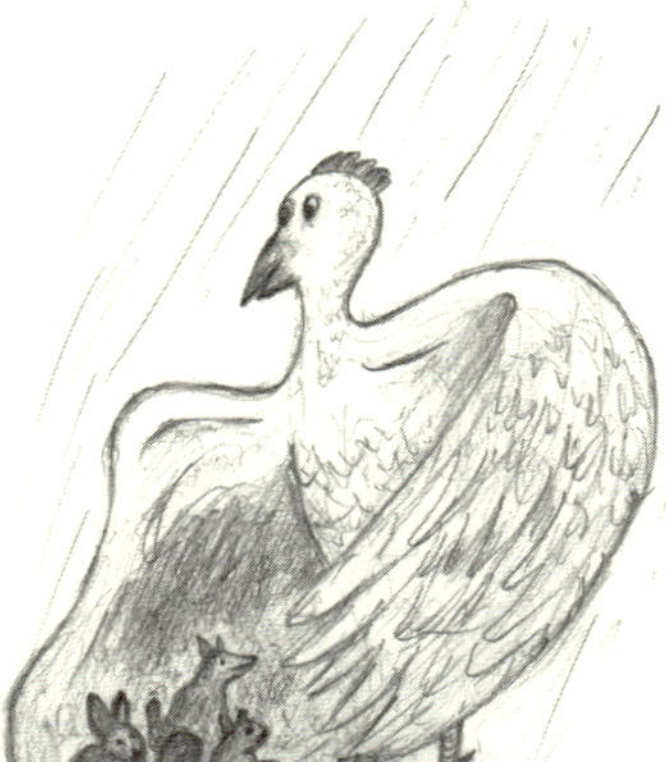

け前をアマヤドリに持ってきてくれたのです。リスは木の実を、またキツネは野菜や果物などといったように。

しかし、天候不順が続いたせいか、リスやキツネたちが食べ物を持ってきてくれない日が続きました。それでも、アマヤドリはイヤな顔ひとつせずおおらかに「いいよ、いいよ、それでもいいよ」といって、寒い日など羽の下に入れあたためてくれるのでした。

ところが――。

ふと気づくと、アマヤドリの羽の下に入っていく動物はときどきいるのですが、出てくるものは誰もいないようなのです。

それからしばらく経ったある晴れたあたたかな日、アマヤドリはさっと大きな羽をあおりました。

すると――。

たくさんの白い骨が、羽の下から渦巻くように飛び出し、辺りいっぱいに散らばったのでした。

ユメクイドリ

皆さんはユメクイドリという鳥を知っていますか？　ユメクイドリは大きな鳥で、飛ぶのも速くその速さは矢よりも速いほどです。また、その嘴（くちばし）は、特に大きく妖しげな赤い色をしています。

ユメクイドリは子どもの夢を食べてしまうということで、子どもたちから恐れられていました。

ユメクイドリは大空から遊んでいる子どもたちを見つけると、ものすごい速さで舞い下りてきます。そして、子どもたちをとらえると、夢を吐き出さなければ食い殺してしまうぞとおどしつけるのです。ユメクイドリににらみつけられた子どもたちは怯（おび）えて、震えながらやっとの思いで自分の夢を吐き出します。子どもたちの夢は宇宙飛行士、バレリーナ、サッカー選手などさまざまです。ユメクイドリは子どもたちの夢をむさぼるように次々と食べつくしてしまいます。夢を食べられてしまった子どもたちは、もう自分の夢が何であったかさえも思い出せません。後からそれを知った親たちは怒り出すかというと、むしろ逆なのです。かえってユメクイドリにお礼をいう場合が多いのでした。

ユメクイドリは子どもたちの夢を食べてしまうと、子どもたちに熱い蒸気のような白い息を吐きかけます。

すると――。

子どもたちはまたたく間に、まっ黒い小さなアリンコになってしまうのでした。

ユメクイドリⅡ

皆さんはユメクイドリという鳥を知っていますか？　ユメクイドリは子鳥の頃から、大きくなったら自分が何になりたいというはっきりした将来の夢が何もありませんでした。ですからちゃんとした夢を持っている子鳥たちがうらやましくてたまらなかったのです。

ユメクイドリは近くの子鳥をつかまえると、おどしつけむりやり夢を吐き出させました。その子鳥の夢はサッカー選手になることでした。ユメクイドリもサッカーはきらいではありません。ユメクイドリはその子鳥の夢をむさぼり食ってしまい自分のものとしようとしました。実際、毎日一生懸命走りこみボールをけとばしてみました。しかし、それは三ヶ月も続きませんでした。ユメクイドリはちゃんとがんばれない鳥なのです。一方、夢を食われてしまった子鳥は、もう自分の夢が何であったかさえも思い出せませんでした。

その後、ユメクイドリはまた他の子鳥をつかまえ夢を吐き出させました。それはピアニストになりたいという夢でした。ピアノの音色はユメクイドリも大好きです。ユメクイドリはまたその夢を食って自分のものにしようとピアノの練習にはげみました。しかし、それもまた三ヶ月も続きませんでした。やっている時はけっこう一生懸命なのですが。

しばらく経つと、ユメクイドリはまた他の子鳥に夢を吐き出させ……。そんなことを何十回も繰り返したのです。

ユメクイドリは他の子鳥たちが夢を持ってがんばっているのを見ると、急にそれがうらやましくなってつい自分の夢もその夢だと思ってしまうのでした。ユメクイドリは結局、いつまで経っても自分の夢が持てず、最後は生ける屍（しかばね）のようになってしまったということです。

アホウドリ（阿呆鳥）

皆さんはアホウドリという鳥を知っていますか？　アホウドリは南太平洋の小さな島に棲んでいました。アホウドリはその鳴き声が「アッホー、アッホー」というように聞こえるので、その名がついたともいわれています。

アホウドリは見た目はとても美しく大きな鳥ですが、体が重いせいか上手（うま）く飛ぶことができません。ニワトリのようにバタバタと少し飛ぶと、すぐ地に落ちてしまうのでした。また、羽が大きすぎて地を歩くのも下手くそ。でもヨチヨチ歩きで、とてもかわいいのです。

アホウドリの棲んでいるこの島は、初め無人島で、また天敵がいなかったせいか、アホウドリには警戒心というものがまるでありません。そこへ人間たちが入ってきたのです。人間たちは初め優しそうな顔をして話しかけてきました。

「いい天気だね。どうだい、この砂浜で一緒に遊ぼうよ、駆けっこでもして」

人間とアホウドリで駆けっこをすると、人間のほうがずっと速く、まるで大人と子どもくらいの差があるのです。人間たちはアホウドリが飛べもせず、また走るのも遅いことを見定めると、近くの一羽のアホウドリをとらえすぐに殺してしまいました。

そして、浜辺で火を起こしアホウドリの肉を焼いて、皆でうまそうにムシャムシャ食べはじめたのです。他のアホウドリたちには、

「お前たちのことは絶対に殺して食ったりはしないよ。オレたちはこの一羽だけで大満足なんだからね」

などといったのです。こんがりと焼いたアホウドリの肉は、少し甘味がありとてもおいしいのです。人間たちは周りで見ているアホウドリたちにも、肉の切れはしを投げてやりました。アホウドリたちはそれをおいしそうに食べたのです。その後、人間たちは食べきれないアホウドリの肉を皆で持ち帰っていきました。

しばらくして、また人間たちはやってきました。そして、アホウドリを一羽とらえ

食い殺すと、前と同じようなことをいって、他のアホウドリたちを安心させたのです。周りのアホウドリたちは人間のいうことを信じ、自分がとらえられ食われてしまうのでない限りは、人間たちの周りに群がり仲間の肉もおいしく食べてしまうのでした。

このようにしてアホウドリはしだいに減っていき、今では絶滅危惧種に指定されているそうです。

火の鳥

皆さんは火の鳥という鳥を知っていますか？　火の鳥は永遠に生きることができ、また、その生き血を飲めば、その人も永遠に生きられるといわれている鳥です。

ところで皆さんはヤキトリを食べたことはありますよね？　誰ですか、ヤキトリは鳥肉を焼いたものだと思っていた人は？　そうです、ヤキトリは豚の内臓などを細(こま)かく切って焼いたものです。でも、ヤキトリは鳥肉を焼いたものだという説も全くまちがいという訳ではありません。というのは大昔ヤキトリというのは、文字どおり、鳥肉を焼いたものだったからです。

その昔、神々しか空を飛ぶことができなかった頃、それでも鳥たちは森の中で毎日飛ぶ練習をしていました。高い木のてっぺんから、羽をバタバタさせながら下へ飛びおりてみました。初めはわずかな距離しか飛べませんでした。けれども繰り返すうちに、少しずつ長い距離を飛べるようになったのです。

しかし、それは神々の怒りにふれる行為でした。空を飛ぶことは神々の特権だったからです。

ついに大神の堪忍袋の緒が切れました。ある日、大神は飛んでいる鳥を見つけると、鳥をめがけて口から火を噴(ふ)きました。鳥は悲鳴をあげ、体中紅(あか)い炎に包まれくるくると舞いながら地に落ちていきました。その様子はさながら火の鳥のようだったのです。

神々たちはその後、文字どおり焼き鳥になった鳥肉を食べてみました。それは豚肉や牛肉ともちがったおいしい味でした。神々の怒りをおそれたのか、それからは鳥たちも飛ぶ練習をしないようになりました。

ところが――。

しばらく経つと、ほとぼりがさめたとでも思ったのか、他の鳥が神々の目を盗むようにして、また飛ぶ練習を始めたのです。空を飛ぶことは、何にもまして鳥たちの夢だったのでしょう。

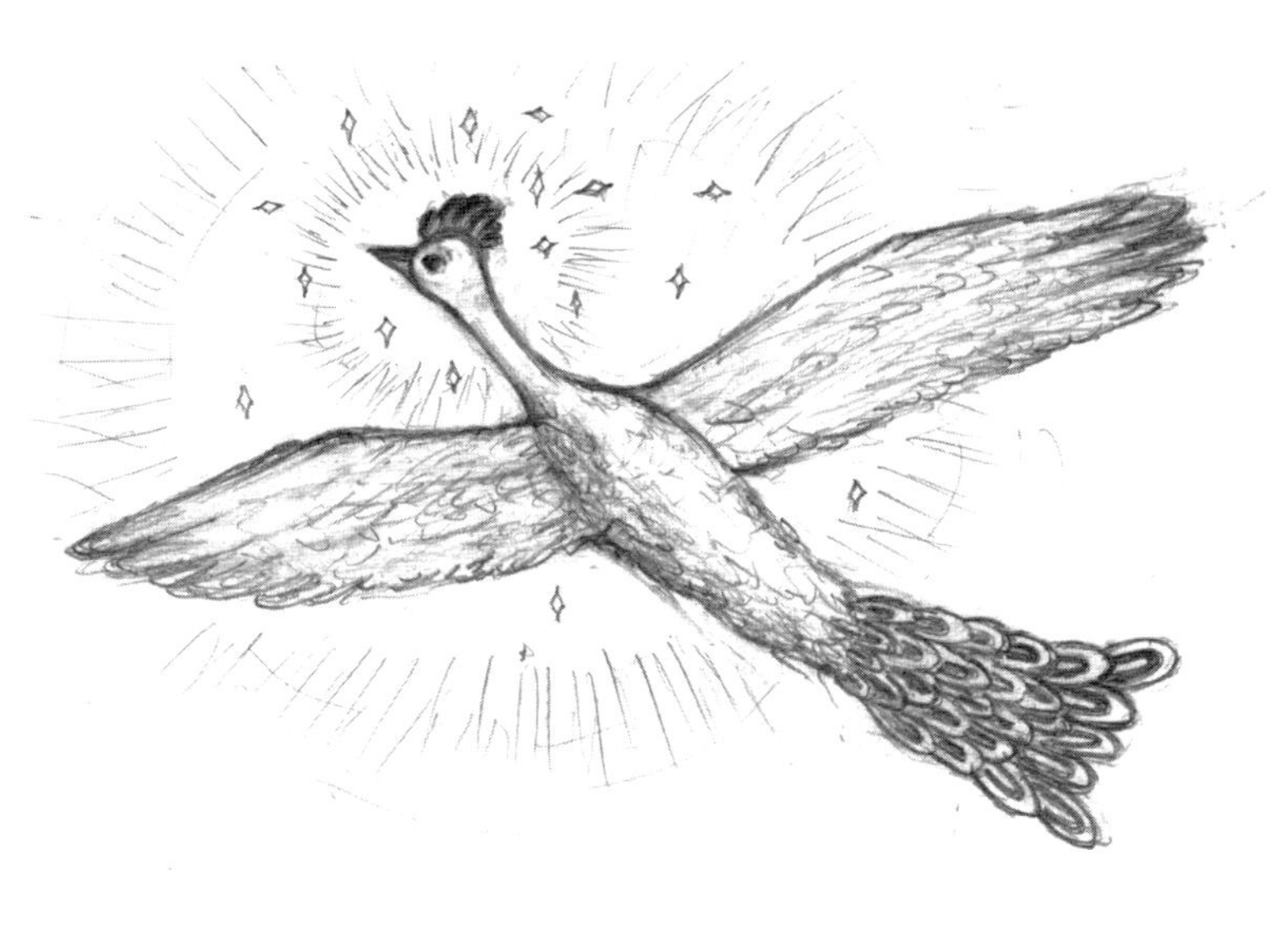

そしてついに、その鳥もまた飛べるようになったのでした。ああ、空を飛ぶってこんなにも気持ちのよいものなんだ、ついに夢がかなったんだ、もう自分はどうなってもかまわない、とその鳥は思いました。

その時です。鳥は体中が燃えるような熱さを感じました。また大神が鳥をめがけて火を噴いたのです。その鳥も燃え上がり地に落ちていきました。

そして、そんなことが幾度となく繰り返されました。鳥たちはまるで不死鳥（フェニックス）のようでした。個々の鳥は次から次へ死んでいくのですが、鳥たちは燃やされても燃やされても大空を飛ぶことを夢みて練習し、そして幾羽もの鳥たちが飛べるようになったのでした。

大神をはじめ神々たちはついに折れることにしました。鳥たちが空を飛ぶことを認めたのです。飛べるようになった鳥たちを次から次へ焼き殺すことにも少し気がとがめたようでした。この時から、空を飛べるのは神々の特権ではなくなったのです。

そして、空を飛べるようになったけれど、初めて焼き殺さないことにしたその鳥をたたえ、体を黄金色（こがねいろ）に輝かせ、神々と同じく永遠の生命を与えることにしたのでした。

この鳥こそ、あの「火の鳥」なのです。

現在(いま)でも火の鳥はこの地球上のどこかに生存していて、時々実際に見たという報告もあります。この火の鳥の生き血を飲んだ人間は、怪我、病気はことごとくなおり、永遠の生命が与えられるといわれています。そのため多くの人々がその生き血を飲もうと、火の鳥をとらえようとするのですが、うまくいったためしはありません。火の鳥に一定(いってい)以上近づくと、突如(とつじょ)として近寄った者の体が炎に包まれ、悲鳴をあげながらまたたく間(ま)に焼け死んでしまうそうです。

火の鳥は、たとえ何らかの理由で人類が滅亡したとしても、その後も永遠に生き続けるといわれています。

参考　手塚治虫作『火の鳥』

ネタドリ

皆さんはネタドリという鳥を知っていますか？　ネタドリは大きな森に棲んでいて、何か面白いできごとをさがし出してきては、皆にいいふらす鳥です。でも、面白くするために尾ひれ羽ひれをつけて自分勝手に話をつくりかえたりもするので、時には相手から恨まれることもありました。

たとえば一緒に木陰（こかげ）で休んでいただけなのにウサギの奥さんはキツネの旦那（だんな）と浮気していたとか。またタヌキが森の奥のこんこんと湧き出る泉にオシッコをしたとか。泉にオシッコをしてはいけないのが森のきまりでした。実際には泉の側の草むらでオシッコをしただけでした。しかし、そのためタヌキは皆から半殺しの目に遭（あ）ったのです。

ある時、逆にキツネがネタドリは火の鳥の生き血を飲んだといいふらしました。御存知のように火の鳥は永遠に生きるといわれている鳥で、その生き血を飲めば火の鳥と同じように永遠に生きられるそうです。もし万一死んだとしても、蘇(よみがえ)ることができるのだそうです。

ウサギやカラスなど森の生き物たちは半信半疑でしたが、それなら試してみようじゃないかということになりました。簡単なことです、殺してみればいいのですから。殺してみて生き返るかどうか……。反対するものは誰もいません。皆、多かれ少なかれネタドリに恨みをもっていたので、もしそのまま生き返らなかったとしてもそれはそれで構わないと思ったのです。

森の奥の広場で、皆ネタドリの現れるのをいまかいまかと待っていました。

ネタドリはそうとは知らず、いつものように新しいネタをもって意気揚々と飛んできました。ネタドリは今日は皆がいっせいに揃(そろ)って待っていてくれたので、何事かと少し驚きました。しかし、それほどまでに自分の話が期待されているかと思うとかえって嬉しくもあったのです。

ネタドリは皆が円陣を組んでいる中に止まりました。そして、口を開こうとした時、ネタドリ自身も少しいつもと様子がちがうことに気づきましたが、もう時はすでにおそかったのです。森の動物たちは素早くいっせいにネタドリに襲いかかりました。ネタドリは飛びたつ間もありませんでした。森の動物たちはネタドリにかみつき、ひっかき、けとばしてついに殺してしまったのです。血だらけになったネタドリはもうぴくりとも動きませんでした。

しばらく経つと、森の動物たちは後悔の念が湧いてきて、やっぱり生き返ってほしいと願ったのです。また、生き返るにちがいないと思った、いえ、そう思いたかったのですが……。いくら待ってもネタドリが生き返る気配はなかったのです。気がつくと、いつのまにかキツネの姿が消えうせていました。

コクイドリ

皆さんはコクイドリという鳥を知っていますか。コクイドリは南方の森の奥深くに棲(す)んでいる鳥で自分の産んだ子どもを食べてしまう習性があることで知られています。

ほら、見てごらん。高い樹の上の巣で、いま数羽のコクイドリのひながかえるところです。ひなたちはかえるとすぐバタバタと飛ぶ練習を始めます。皆、死にもの狂いです。

そのうちやっと一羽のひなが飛べるようになり、他のひなたちに嬉しそうに、

「ワーイ、わたし飛べる、飛べる、飛べるわ。みんな、見て、見て」

といい、スイスイと皆に飛んでみせました。うらやましそうに見ているひなたちへ、

「じゃあ、みんなもがんばってね」

といい残し、晴々とした表情で大空へ飛び立っていきました。しばらくはうらやましそうに飛び去った方向を見送っていたひなたちもすぐ我に返り、また飛ぶ練習を必死に始めました。

しばらく経つと、また他のひなたちも次から次へ飛べるようになり、嬉しそうに飛び立っていきました。

けれども、中にはなかなか飛び立てないひなもいたのです。小さな二羽のひなが取り残されました。二羽とも羽の力が弱かったのでしょう。羽をバタバタすると少しは飛び上がれるのですが、飛び立つことはできません。

しかし、一生懸命練習しているうちに、ついに一羽のひなが何とか飛び立てるところまできました。

「ワーッ、わたし飛べる、飛べるわ。よかった、よかった」

まだ飛べないひなは、ちょっぴりさびしそうに、

「いっちゃうの?」

「ウン、あんたもすぐに飛べるようになるよ。じゃあ、がんばってね」

残されたひなは、これは大変なことになったと思い、すぐに飛ぶ練習を再開しました。けれども羽の力が弱いのか、そのひなはどうしても飛び立つことができないのです。

——と。

バタバタッとすさまじい羽音がしたとみると、コクイドリの母鳥が上空から舞い下りてきました。母鳥はひなを見ると、

「おや、まだ飛び立てないひながいるよ。でもよかったよ、一番かわいい子が残っていて。それにお腹が空いてきたところだし。おいしそうだねえ」

「ママ、食べないで。わたし、もう少しで飛べるようになるから。そして、ママの良い子になるから」

「ホッホホ……。そんなことをいってもムダさ。飛び立てない子は食べてしまうよりほかないんだよ」

ひなは母鳥から遠ざかり、バタバタと懸命に飛び立とうとしますがうまくいかないのです。母鳥は舌なめずりをし、ニコニコと笑いながらひなに迫ってきました。

「ママ、何でわたしを食べようとするの？」

「なかなか巣立てない子どもなんか、世の中に出たって生きていけやしないよ。それくらいならいまのうちに食べられてしまったほうがまだましさ。それに、お前だって無事育てば、やがては自分の子どもを食べるようになるのさ」

母鳥はさらに続けました。

「さて、お前を食べてたっぷり栄養をつけるとしようかい。そして、元気な子どもを産むとしよう」

そういうなり母鳥は暴れるひなを押さえつけ、バリバリと頭から食べてしまったのです。

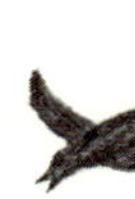

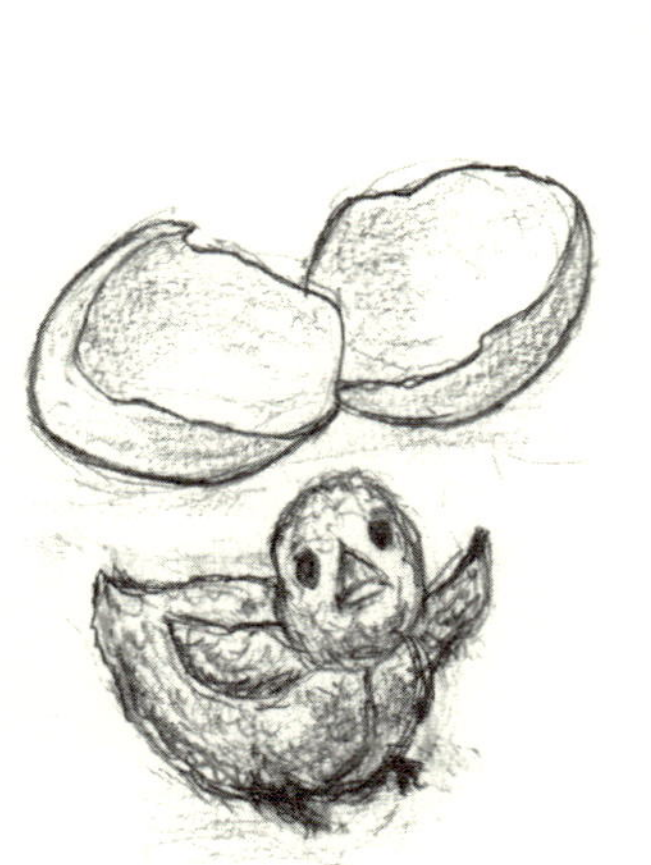

コウノトリ

皆さんはコウノトリという鳥を知っていますか？　コウノトリは天の神さまの命を受けて、いろいろな生き物たちの子どもを届けてくれる鳥です。

コウノトリは今日もまた赤ちゃんをその親元へ届けにいくところでした。今日はライオンの双子の赤ちゃんです。赤ちゃんはコウノトリのくわえたカゴの中で幸福な夢でも見ているのか、穏やかな顔でスヤスヤと眠っています。

赤ちゃんをその親に届けるしごとは、コウノトリにとって楽しくまた誇りあるしごとでした。たいていの場合親から喜ばれるのですが、まれにはさまざまな家庭の事情で育てられないから持ち帰ってくれなどといわれることもありました。そこを何とか説得するのもコウノトリの大事なしごとです。

コウノトリの眼下には広大な草原が広がっていますが、やっとライオンの棲家が見えてきました。

コウノトリが大地に降り立つと、父ライオンが歓喜の声をあげ駆け寄ってきました。

コウノトリはくわえていたカゴを下ろし、

「ライオンの旦那、おめでとうございます。かわいらしい双子の赤ちゃんですよ」

後ろから母ライオンもカゴの中を覗きこみ、幸福そうな表情で、

「コウノトリさん、はるばる遠くからお疲れでしょう。ちょっとお茶でも？」

「いえ、まだほかにもしごとが……」

「まあ、いいじゃないか、コウノトリさん。何だったらちょっといっぱい飲もうよ、祝い酒だ」

父ライオンが豪快に笑いながらいいました。

「いや、今はしごと中なので。それに今日はそうゆっくりしてはいられないのです。実はこれからカバの赤ちゃんも届けにいかなきゃならないんで」

「そうかい？」

でも、それはウソでした。コウノトリは赤ちゃんを届けたら、できるだけ早くこの場を去りたいと思っていたのです。

その時、赤ちゃんに掛けた毛布を取り払って赤ちゃんを抱き上げようとした母ライオンが、「あ⁉」と小さく声をあげました。

「コウノトリさん、この子……」

父ライオンもコウノトリも母ライオンの方を振り返りました。

「どうしたんだい、お前⁉」

父ライオンもカゴの中の赤ちゃんを見にいきました。そして顔が青ざめたのです。

コウノトリは困った顔でライオンの夫婦を見ながら、何とかこの場を早く立ち去りたいという思いでいっぱいでした。

ライオンの双子の赤ちゃんの片方には、足に障害があったのです。

ライオンの夫婦は、しばらくひそひそ話をしていました。何かもめているようです。

コウノトリがさりげなく静かに飛び立とうとすると、父ライオンがすかさず振り返り、

「待ってくれよ、コウノトリさん」

それからコウノトリをにらむようにして、

「すまんが、この足に障害のある方の子どもはひきとる訳にはいかんよ。持ち帰ってくれ」

「そんな……⁉」

コウノトリは困惑しました。

「子どもは天の神さまからの授かりものじゃありませんか⁉　子どもがほしくたって神さまの意志で届けてもらえない親だって大勢いるんですよ」

「生まれつき足にこんな障害があったら、自分の力でえものをとることができないじゃないか。さあ、こっちの子はお返しするよ」

そういうと、父ライオンは障害のない健全な方の子を、カゴから抱き上げ、障害のある子だけ入ったカゴを、コウノトリに押しつけようとするのでした。

「待って下さい。この子がえものをとることができなかったら、あなた方親がえものをとってきて食べさせてあげれば」

「そんなこといつまでもできる訳ないだろう。我々親もだんだん年をとれば、そのうち自分たちだってえものをとることができなくなるんだ。さあ、こっちの子は早く持ち帰ってくれ」

「そんなことしたら私は天の神さまに叱られます。それどころかクビになるかも。大体私のしごとは、ただ子どもを親元へ届けるだけなんですからね」

「何でこんな障害のある子を持ってくるんだ⁉　知り合いのところではみんな健全な子どもばかりなのに」

「それは神さまにいって下さい。神さまの決めたことなんですから」

「何て神なんだ！」

そういいながらも父ライオンは障害のある子の入ったカゴをコウノトリに押しつけてくるのでした。

「そんなこというんだったら、私はこの子を途中で高い空中から落としてしまいますよ」

「…………」

さすがに父ライオンも、少し困った表情をみせました。が、すぐに、

「それはコウノトリさんの判断だ。後はお好きなようにやりたまえ」

　コウノトリは絶句しました。いやな沈黙の時間が流れました。今まで黙っていた母ライオンが父ライオンに声をかけました。

「ねえ、あなた……」

「え？」

「この子、育てられるところまででも育ててみませんか」

「だけど……」

「育てていくうちに、また何か良い状況が生まれるかもしれない」

「良い状況って……。お前は何を言ってるんだ⁉　足がなおるとでも思っているのか！」

「そうじゃなくて」

「じゃあ、例えば？」

「同じ私たちの仲間とか、この双子の兄弟が救ってくれるとか……」

「バカ！　仲間や兄弟が自分のとったえものを分けてくれるとでも思っているのか。

今でさえ自分が食べるだけでせいいっぱいだっていうのに」

母ライオンはしばらく黙っていましたが、やがて、

「ねえ、あなた。この子が大人になってどれだけ生きられるかは分からない。大人になるまで育つのかどうかも分からない。でもね」

「何だ?」

「たとえ短い命でも、それでも生きられるだけは生きた方が、ここで終わりにするよりも、良いんじゃないかしら? 生きた期間は決して無駄じゃないと思うのよ」

「そんなことというけど、後になればなるほど、この子は傷つくんだぞ。お前だって……」

「それはそうかもしれない。でも、私たちだって誰だってみんないつかは死んでしまう。何らかの理由で短く終わってしまう命もこの世の中にはいっぱいある。私はね、この子を生きられるところまで生かしてあげたいの。たとえそれが悲惨な結果になるとしても……」

「…………」

「それに、短くても輝く命だってあるかもしれない。短くても幸福な一生だって。私たちがこの子にそうなるようにしてあげましょうよ」

父ライオンはしばらくじっと考えていました。しかし、やがて障害のある子の入ったカゴを手元にひき寄せ、また自分が抱いていた障害のない方の子をその同じカゴに入れたのです。

その様子を見ていたコウノトリは、それでもそれなりにほっとしたのでした。

Ⅶ　ある村の物語

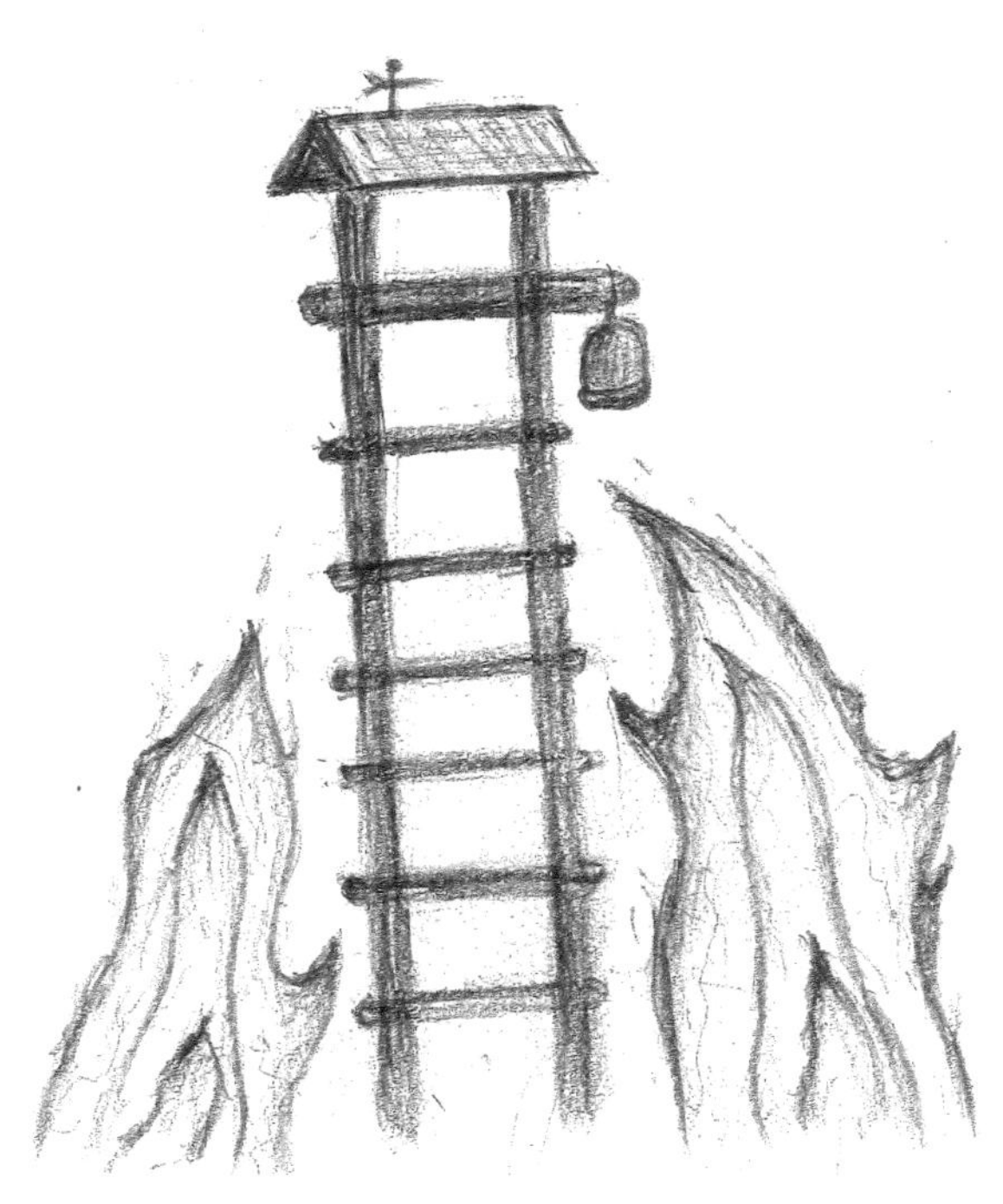

走る老人

とある村に一人の老人がいた。老人は年の割にはそこそこ丈夫なほうだったが、もっと丈夫になって長生きしたいと思った。

ある日、老人は村の医者から、長生きするには歩くのが一番よいといわれた。老人は毎日、夕方歩くことにした。老人はさらに丈夫になったように感じ、歩くだけでこんなに効果があるなら走ったらもっとよくなるだろうと思った。そこで老人は毎日軽く走ることにした。老人はますます丈夫になったように感じた。またさらに、それなら全力で走ったらもっと身体のためによいだろうと考えた。それから老人は毎日、夕方できるだけ長い距離をできるだけ速く走ることにした。

そんなある日、その老人は沈んでいく夕陽の中、道端に微動だにせず倒れていた。

ある娘の物語

とある村に一人の美しい娘がいた。彼女は近くの街道すじの茶屋で働いていて、そこそこ食べるにはことかかなかった。しかし、もう年頃にもなっていたので、隣村の若者と結婚することにした。その若者は何より顔立ちが美しく背も高く、身体も丈夫で優しそうだった。

だが、その若者は結婚してみると、今まで甘やかされて育ったのか、料理も裁縫もまるで駄目(だめ)だった。自分で衣服のほころびひとつ直せない。彼女が何かの用で遅く帰ってきた時など、自分では夕食の準備をしようとせず、というよりできず、ただひな鳥のように口を開けて待っているだけだった。別に文句をいう訳ではないが。

今日びは男だって料理や裁縫も一通りできることが必要である。その若者はだからといって外でばりばり働くという訳でもなかった。大工や植木職人の手伝いなどをして日銭を稼ごうとはするのだが、こらえ性がないのか何をやっても三ヶ月と続かない。若者はみつかった仕事は何でも喜んでやるものだということを知らないようだった。だから、収入の中心は彼女だった。彼女は、男は顔ばっかよくても駄目だとつくづく思った。

彼女はついにその若者と離縁しようと決心した。そして、もう一生結婚などすまいと思ったのである。

だが、離縁してしばらく経ってみると、彼女は一人でさびしかった。そこで、彼女は再婚することにした。今度の相手はずんぐりとして背も低く、とても美男とはいえない顔立ちで、おまけに年もかなり離れていた。しかし、何でもよくできる男で働き者だった。外では、左官の仕事をしてよく働いた。内ではよく家事を手伝ってくれ、男ながら料理も裁縫も女顔負けくらいに上手だった。

また、今度の男はけっこう稼ぎが多かったので、彼女にもう茶屋で働かなくてもよいと優しくいってくれた。そこで彼女は茶屋をやめた。男は実際のところは、彼女が茶屋で客の男たちと親しくなりすぎるのを心配したのである。

ところが――。

しばらく経って慣れてくると男は、ニヤニヤ笑いながらいった。

「いいな、お前は三食昼寝つきで」

また、しばらく経つと、ちょっと小馬鹿にしたようにいった。

「お前、女のくせに料理も裁縫も俺より下手だな。お前の取り柄は顔だけか」

彼女はこの男とも別れることにした。彼女はいま独り（ひと）で生きている。別れた二人の男たちもまた――。

ある母親の物語

とある村で、若い母親が幼子と暮らしていた。母親は幼い我が子がかわいくてたまらなかった。ヨチヨチ歩きの幼子は、母親に抱かれるとニコニコと笑った。それは母親には天使のような笑顔に見えた。

しかし、この目に入れても痛くないほどかわいらしい幼い男の子も成長すればひげ面の大人になることはまちがいない。母親は我が子の成長が止まり、いつまでも幼いままでいることを神に願った。

神は、本当にそれでよいのか、と三度尋ねた後、母親の願いを聞き届け、その幼子の成長を止めた。

やがて歳月が流れ、若かった母親もしだいに年老いていった。しかし、その幼子は、以前と同じようにかわいらしいことはかわいらしかったが、何の成長もみせずいまだにヨチヨチ歩きをし、そしてときおり天使のような笑顔を見せるだけだったのである。一方、母親の身体は衰え弱くなっていった。

母親はやっと自分がとんでもないことを神に願ったことに気づいたのである。そして、改めて我が子がちゃんと成長してくれるように必死に神に頼んだ。神はその頼みを聞き届けてくれた。それから幼子はおくればせながら少しずつふつうに成長するようになった。

だが、母親はもう寿命の尽きる時だった。母親は我が子が成長するのを見届けることなくあの世へと旅立ったのだった。

禿頭と白髪頭

とある村に禿頭の老人と白髪頭の老人がいた。禿頭の老人の頭には、すでに細い毛一本生えておらずりっぱなヤカン頭である。一方、白髪頭の老人の頭はまっ白髪で、丹念に調べてみても、黒い髪は一本たりとも残っていなかった。

白髪頭の老人が禿頭の老人にいった。

「白髪だってあるだけましさ。黒く染めることだってできるしな」

禿頭の老人がいい返した。

「何をいっとるんだ、禿のほうが良いに決まっとるじゃろ。床屋にいかずにすむからカネだってかからん。今時はカネがかからんのが一番さ」

それには白髪頭の老人も納得せざるをえなかった。

良妻と悪妻

とある村に一人の男が妻と二人で住んでいた。その妻は文字通り非のうちどころのないほどの良妻だった。美しくまた働き者で、機織り(はた)などの賃仕事をして一生懸命稼いでくれた。男も以前は田畑の手伝いなどをしてそこそこ稼いでいたのだが、今はそれさえやめてしまい、近くの川で釣りをしたり、友人と将棋を指したりして遊んでくらした。昼間から酒を飲んでぐでんぐでんに酔っ払ってしまうことも珍しくなかった。それでも良妻は文句をいわなかった。

一方、近所の隣人の男の妻は、全くもって絵に描いたような悪妻だった。朝ねぼうが多く、そのため隣人の男は朝食がぬきになることも珍しくなかった。そのうえ顔立ちも不細工だった。また、その悪妻は近所の女房たちとよく舟遊びなどに出かけた。

悪妻が余りに働かないため、隣人の男はしょっちゅう自分で夕食をつくったり掃除をしたりとこまめによく働いた。男は村の郵便配達などをやって稼いでいたが、妻は家事専門なのにこのありさまだった。三食昼寝付きを地でいくような女だったのである。だが、男は醜女（しこめ）の妻に何ひとつ文句をいわなかった。

やがて、何年か経（た）った。良妻をもつ男のほうはぶくぶくと肥（ふと）り、あろうことか妻は働きすぎがもとであっけなく死んでしまった。男は妻に全てをやってもらっていたため、家事はもちろん他のことも何ひとつできなくなってしまっていた。

一方、悪妻をもつ隣人の男は、今も元気である。もちろんその悪妻も――。

村の迷医

とある村に非常に実験精神にあふれた優秀な医者がいた。

その医者は、病にかかる前に薬を飲ませれば病を防げると考えた。何の病にかかるかは分からない訳だから、ありとあらゆる種類の薬を前もって大量に飲ませておけばよいと思いついた。

そこで、村の貧しい一人の男に只（ただ）で薬を飲ませてやるからといって実験台になってもらうことにした。そして、ありとあらゆる薬を大量にその男に飲ませた。

その結果——。

村の迷医Ⅱ

とある村にすこぶる優秀といわれる医者がいた。その医者は、その病気には安いほうの薬だとなおる確率は一分くらいしかないという。しかし、高いほうの薬だと九割九分なおってしまうのだという。命に関わる病だったが、貧しい男は安いほうの薬を買いその一分に賭けることにした。けれども、やはりというべきか、その貧しい男は病がなおらずあっけなく死んでしまった。

もう一方の同じ病にかかっていた富める男は高いほうの薬を買って飲んだ。病はしだいに快方に向かった――かにみえた。ところが、その富める男も病がぶり返しほどなくして死んでしまったのである。文句をいう家族に医者はこともなげにいった。

「お気の毒です。なおらないほうの一分に当たってしまって。どうも御愁傷さま」

火消し男

とある村に一人の若い男が住んでいた。その男には何ひとつとりえがなかった。腕力も知力も、顔も容姿も人並外れてという訳ではないが、少し劣っているようにみえた。

いやしかし、よく考えてみるとそんな男にもたったひとつだけとりえがあったといえるかもしれない。男は村の消防団に入っていたが、火事の時、大活躍した。家が崩(くず)れる前に素早く飛び込んで、逃げ遅れた子どもや年寄りを救出したのも一度や二度ではなかったのである。

男は身軽ですばしっこかった。水に濡らした足袋をはき、熱い屋根の上を飛ぶように渡っていった。

火事の後、男はいつも皆から賞讃された。男は非常に嬉しかった。これまでの人生で人に賞められたことなど皆無に近かったのである。男は賞められたその味が忘れられなかった。

しかし、火事というのはそうしょっちゅう起こるものではない。火事の起こらない日々が続いた。男は手持ちぶさたで、張り合いがなかった。

男はついに自ら火を付けることにした。誰にも見つからないよう時と所をよく考えた。火を付けるという行為にはスリルとサスペンスがあった。いつしか男は火を付けることをやめられなくなっていった。自分が火を付けるのだから、いつも最初に火事を見つけることができる。まっ先に駆けつけ大活躍した。そして大賞讃された。

男のこの病気は永遠になおりそうもない。男は現在(いま)も自分で火を付け、火を消し続けている。

肩こりの話

とある村で夏祭りの夜、男たちが一堂に会し皆で酒を飲んでいた。男たちの中には二十歳そこそこの若者もいれば、七十をいくつか過ぎた村の最高齢の老人もいた。

話は何の話からか、肩こりの話になった。若者は日頃から不思議に思っていることを皆にたずねた。

「四十肩、五十肩とはよくいうのに、何で六十肩とはいわんのじゃろう?」

六十になったばかりの老人が訳知り顔にいった。

「それはじゃのう、六十もすぎれば肩こりなど当たり前だからじゃよ」

するとすかさず、七十代の最高齢の老人がいった。

「お前は何も分かっとらん甘ちゃんじゃのう。ちょっと前までは六十過ぎまで生きとる者は、例外中の例外だったからじゃよ」

Ⅷ　ある国の物語

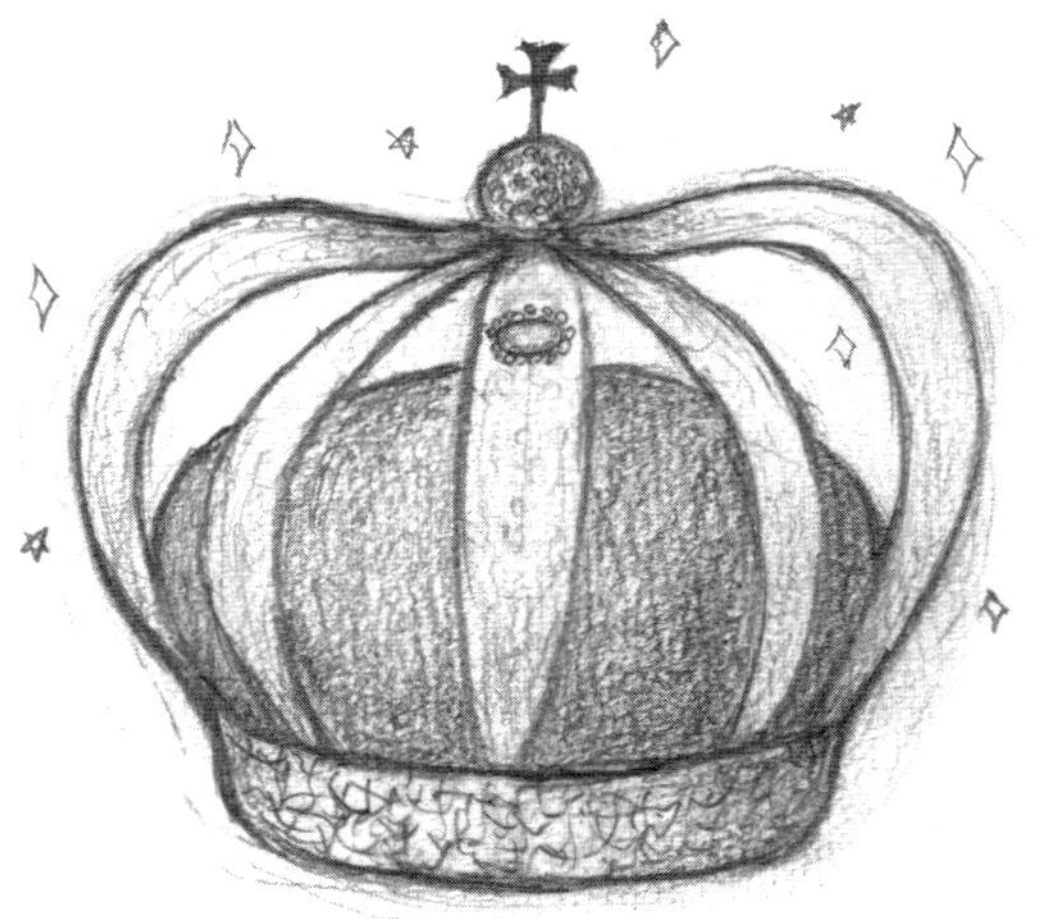

正義の王様

昔、とある小国に極度に正義を愛する厳しい王がいた。その国はそこそこうまくいっていたが、王はもっと良い国にしたいと思った。そこで、王は少しでも悪いことをした者は、即刻死刑に処することにした。そうすれば良い人間だけが残り、とても良い国になるだろうと思ったのである。パンをひとつ盗んでも死刑、立ちションをしてもすぐ死刑。王は徹底的に自分の正義を実行した。

そして、何年かの歳月が流れた。ススキが生えているだけの人っ子一人いない荒れ果てた地には、ただ乾(かわ)いた風が吹いているだけだった。

増税

遠いある国の話である。国王は財政がきびしいので増税することにした。独り者は生活が楽だろうと独身税をかけることにした。すると独り者たちから激しい不満の声が起こった。国王はそれならと新たに結婚税を設けることにした。御祝儀がたくさん入るだろうと思ったのである。結婚する人たちから、また大きな不満の声が起こった。国王はそれならと今度は人が亡くなった時にも税をとることにした。香典がたくさん入るだろうと思ったのである。文句をいうたびに増税されるので、やがて誰も文句をいわなくなった。一時、国の財政は豊かになった。

だが、しばらくしてその国は滅んでしまった。国民たちは皆、税が払えなくなってしまったのである。

二千円札の想い

二千円札は悲しかった。一万円札や五千円札は、二千円札と大きさはたいしてちがわないのに、自分たちのほうがずっとえらいと思っていばっていた。また千円札は千円札で、二千円札の半分の価値しかないくせに、自分のほうがたくさんの人たちに利用されている、この社会に役立っていると思って、内心どころか表立っても二千円札を小バカにしていた。一万円札や五千円札は、二千円札に面と向かって、

「お前なんかこの世に産まれてこないほうがよかったんだ。じゃまなんだよ、この役立たずが」

などと露骨にいうこともあった。

実際、二千円札を利用する人はほとんどいなかった。二千円札は千円札とまちがい

やすいからイヤだという者もいた。また、中途半端な金額だという者もいた。

けれども——。

ある画家志望の貧しい青年は、二千円札を中心に使用していた。バイト先から振込まれた給料を二千円札に両替した。

その青年にとっては、二千円札はまことに使い勝手がよかった。一万円札や五千円札では何か安い物を買った時、お釣りですぐに小さなサイフがいっぱいになってしまう。だからといって初めから千円札をたくさんサイフに入れておけば、サイフがはちきれそうになってしまう。

二千円札はそんな風に自分を大切に思ってくれる人もいることを知って嬉しかった。二千円札は自分たちももっと活躍できる世の中になってほしいと願っている。

狂える王

とある南の島国に絶大な権勢を誇る王がいた。王は自分に少しでも逆らう者はすぐに斬首した。民衆も側近の家来たちも、ただ畏(おそ)れて王に従った。「王は神聖にして侵すべからず」ともいわれていた。

しかしある時、ついにたまりかねた民衆は一部の側近の家来たちとも手を組んで反旗を翻(ひるがえ)し、王をとらえ島の端にある高い塔に幽閉した。民衆は正式に裁判を行い、法の下に王を処刑しようと思った。

一方、塔の一番上の一室に幽閉された王は、正しくは元王ということになるが、気が狂ったふりをしようと思った。というのはこの国の法律では、気が狂った者は死刑にできなかったからである。王は意味不明のことをぶつぶつとしゃべった。「ΣΩ＃

ΠΨ……」

そういう王を見て、皆初めのうちは、どうせ王は処刑されるのが怖(こわ)くて狂ったふりをしているだけだろうと思った。できるだけ早く公開の場にひきずり出し、正式な裁判で死刑の判決を下し斬首しようと思ったのである。

王は昼となく夜となく、何やら分からないことをとりとめもなくしゃべった。その中には外国語のようなものもあったが、それは外国語というよりは王が勝手につくったためちゃくちゃな言語のようでもあった。

王を裁判にかけるのは、なかなか面倒なことだった。王が狂ったふりをしているようだというばかりでなく、弁護人のなり手がいないのである。それほど皆から嫌われていたのだった。弁護人が決まらなければ正式な裁判を行うことはできない。

王は幽閉された塔の中で、何日も何日も一人で過ごした。頑丈な扉の外では、屈強な看守が小窓から見張っていたが、看守としゃべることもなかった。

王は時折窓から、はるか彼方までつらなる緑の野を見下ろした。その先には王が支配していた町並が続いていた。そして、その奥には王の住んでいた城が小さく微かに見えている。

それでも、王にはちゃんと三度の食事が与えられていた。もちろん以前とは比べものにならないほど質素なものではあるが。高級メロンやパイナップルが王の好物で、それらをほとんど毎日食べていたが、今はもうそういうものは食べられない。

部屋の隅には便器が置かれていたが、それは何日かおきに看守が取りかえた。取りかえる時は王をしっかり看視しながら、屈強な看守数名で行った。王は大柄でけっこう腕力があったのである。だが、王もあきらめているのか、別に暴れるようなそぶりはみせなかった。

ある日、看守は扉の窓から中を見てギョッとなった。王が自分の糞を食べているのである。王は長い間、気の狂ったふりをしているうちに、本当に気が狂ってしまったのだった。法というものは厳正に守られねばならない。法にのっとれば、もはや王を死刑にできないことは明らかだった。

苦しめられた民衆の中には、何としても王を処刑しなければ気がすまぬという者も多い。彼らは王を処刑するようデモを行い、またそのための署名を集めだした。また一方、裁判官の中にも超法規的措置で処刑しようという者もいた。

しかし、また一方で王をよく知る側近たちの中には、王は自分が処刑から逃れようと思ったら自分の糞くらい平気で食らうだろうという者もいた。

王を処刑するかどうかについてはなかなか結着がつかず、この島国ではいまだにもめている。王は今でもぶつぶつと意味不明のことをとりとめもなくしゃべり、自分の糞を食らったりしているという。

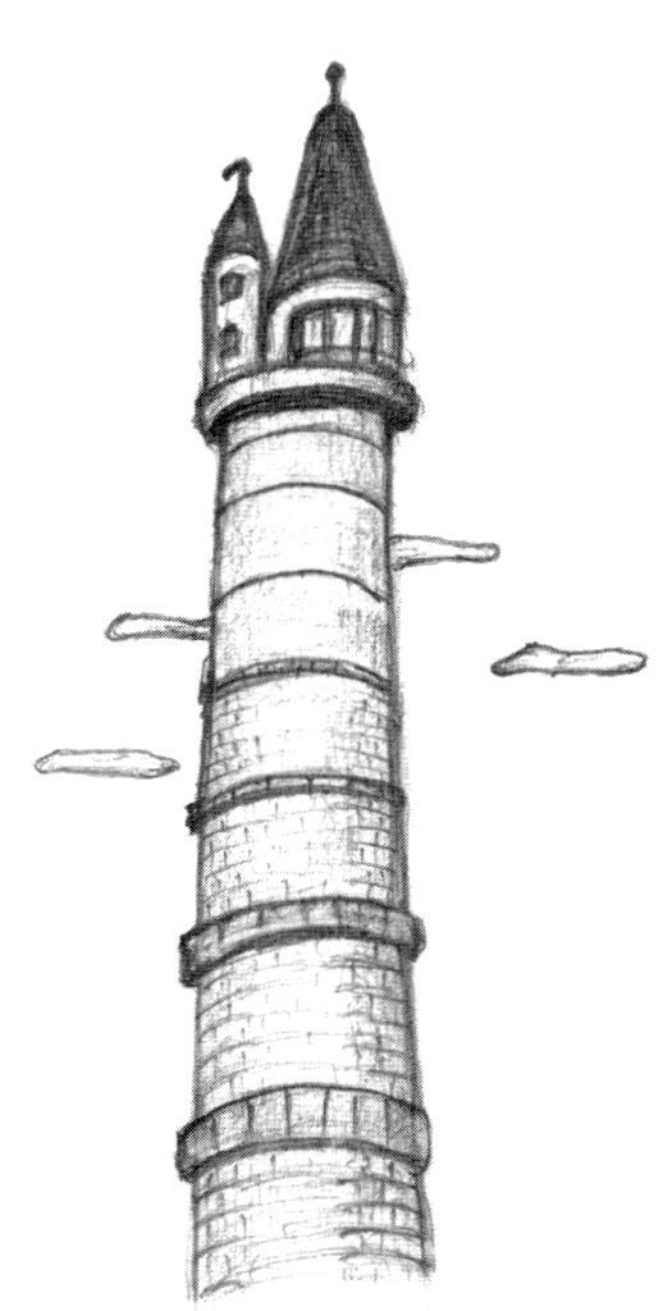

IX　その他

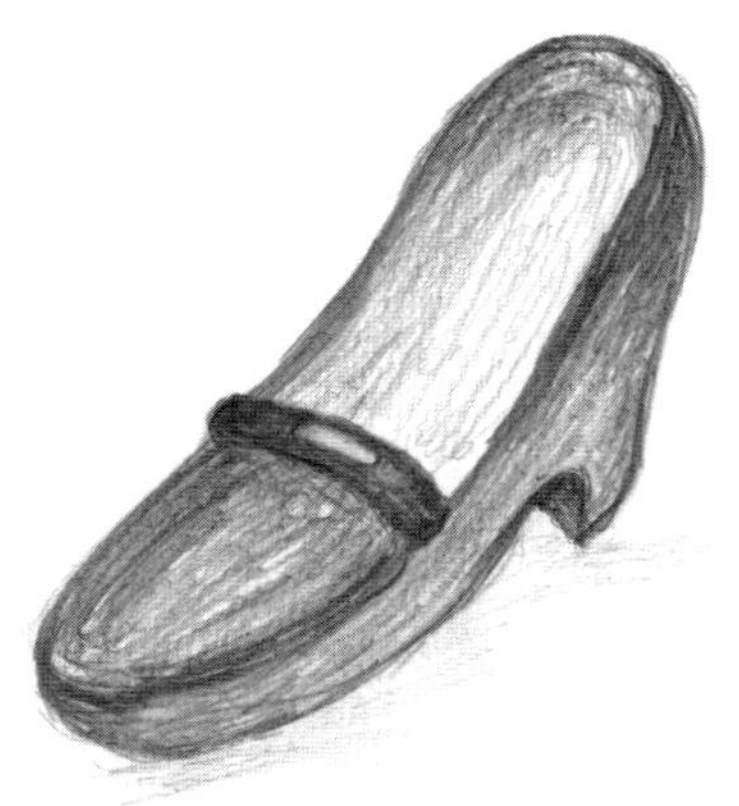

奇跡

ある日、奇跡が起こった。地球が突然、引力を失ったのである。

人も動物も皆、天へと昇っていった。建物は地から離れ、大木は根こそぎ引きぬかれ全てが天へと昇っていった。そして、地には何もなくなった。

現在、人も、またその他の全てが、宙を彷徨(さまよ)い続けている。

空

青く大きな空が大地をおおうようにどこまでも果てしなく拡がっていた。

だが、空にも寿命があったのだろうか。突如として空は、バリバリと音をたてて壊れ、その破片が流星のように地に堕ちてきた。あとには、無音の暗闇が、奥深く拡がっているだけだった。

美しき色

美しい赤色があった。

美しい青色があった。

美しい黄色があった。

この美しい三色を混ぜ合わせてみたら、この世のものとは思えない美しい色になるだろうと思われた。そこで混ぜ合わせてみた。

その結果——⁉

あすなろの物語

その木は見た目が、ひのきに非常によく似ていた。けれども、その実力はかなり違っていた。例えばひのきの方が実際にはずっと固くて丈夫だった。また削(けず)った時、材質がその木は少し青く黄色味がかっていたが、ひのきは少し赤味がかった上品な色味で格段と美しかったのである。さらにひのきは油を少し含んでいて、削って磨(みが)くと木目がとても美しく浮き出た。ひのきが一流の木だとすれば、その木は二流の木どころかやっと三流の木だったろう。

その木はなまじひのきと似ているため、自分もいつかひのきのようになりたいと、心の底から思っていた。あすはなろう、ひのきのように――。

ある静かな夜、その木はまんまるな顔のお月さまに願った。自分もひのきのようにしてくれと。満月に願いごとをすると、願いごとがかなうという言い伝えがあったからである。

その木は雪や嵐にも耐え、大地に深く根をおろし養分を吸収し、ひのきのように丈夫で美しくなろうとした。やがてその木の切なる願いは周りの他の木々も皆知るところとなった。その木にも何か正式な名前があったのだろうが、それは忘れられいつしか皆からあすなろとよばれるようになった。あすなろはあすなろなりに一生懸命がんばった。

だが結局、あすなろの願いはかなわなかった。あすなろはあすなろのままでひのきになることはなかったのである。

けれども現在、あすなろは材質がやわらかいので、木彫り用や版木用として重宝されている。また、あすなろという言葉のげんをかついで、明日は幸福をもたらす神木として祭っている地方もある。

顔

その青年は帰宅するとまず風呂に入り、その後酒を飲みながらＴＶを見た。そして夕食。

その日もそういういつものパターンで一日の終わりが近づいてきていたのであるが――。青年はＴＶを見ながら、ついうとうととなってしまった。

青年がここちよい眠りからふと目覚めた時、ＴＶではある有名女優の対談をやっていた。青年は我が目を疑った。というのはその女優がずい分と年をとってしまっていたからである。しわだらけの白髪の老婆だった。司会者がその女優の名をいっているし、また顔立ちはその女優にまちがいないのだが――。浦島太郎ならぬ浦島花子のようだった。

いや、と青年はすぐに気づいた。七十代のこの女優の若い日の映画を最近よく見ていたので、それで変な錯覚におちいってしまったのだろう。青年はＴＶであこがれのその女優の出る映画は、ほとんど録画しておいて夕食の時などよく見ていた。この女優はまた歌も歌っていて、その透き通るような声はすこぶる魅力的だった。若く美しい頃の映画をよく見たせいで、半世紀以上も年の離れたこの女優を自分より少し年上と一瞬カン違いしてしまったのだろう。今夜は少し酒量が多過ぎたようだ。

しかし、何だかずっと昔から、自分が生まれる何十年も前からこの女優を好きだったような気もする。頭が少しボォーッとしていた。

青年は頭をスッキリさせようと洗面所へいき顔を洗おうと思った。ＴＶからはその女優の年の割には若く明るい声が聞こえてきている。

青年は洗面所で、ふと前の鏡を見た。すると鏡には自分ではなく、もうとっくに亡くなったはずの白髪頭の祖父の顔がある。

「おじいちゃん……⁉」

青年が目をパチクリすると、何と鏡の中の祖父も目をパチクリした。青年は鏡の中の祖父をじっと見つめた。すると祖父もまた見つめ返してくる。
青年は思わずゾッとなった。

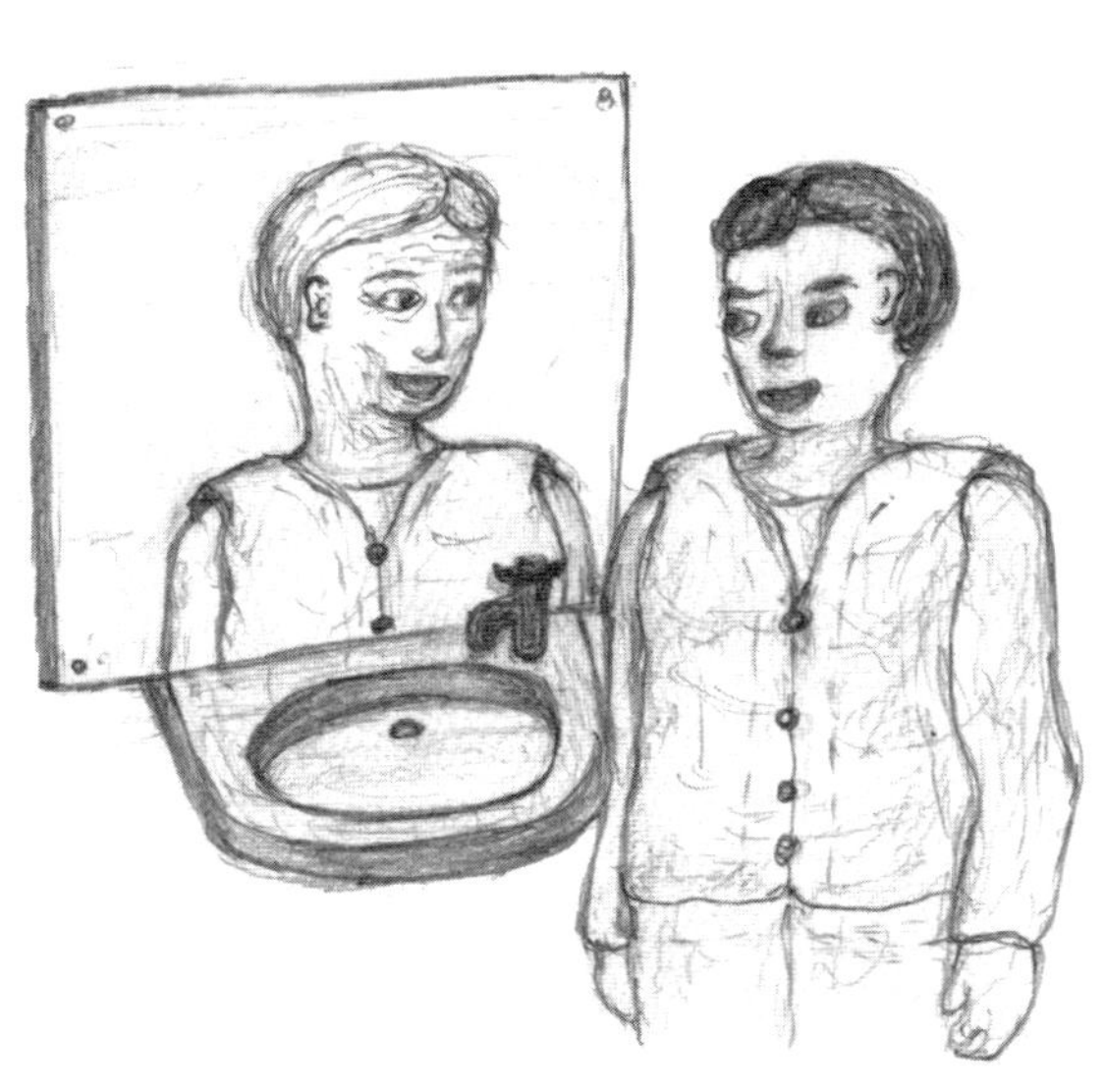

吾輩は糞である

目クソと鼻クソが喧嘩（けんか）した。目クソが鼻クソを小馬鹿にしたように笑い、

「あんたって汚（きたな）いわね。皆から嫌われるわけよ。少しにおうし」

鼻クソは怒って言い返した。

「キミだってきれいなほうとはいえないんじゃないか⁉　それにキミの場合は目をかすませてしまうっていう実害だってある」

「あら、そんなこといったら、あんただって鼻づまり起こさせるんじゃない？」

あわや、目クソと鼻クソの間で大喧嘩が勃発（ぼっぱつ）しようとした時、大きな糞が二人の間に割って入った。

「やめたまえ、二人とも。つまらないことで喧嘩するのは。そんなことといったら吾輩

なんかどうなる？　お前たちより圧倒的にデカいしくさい。自分たちの体から出たものなのに、毛嫌いされ素手で触れようとする者はいない。吾輩のほうが皆からずっと嫌われとる」

目クソと鼻クソは大きな糞の話に耳を傾けた。

「でもな、吾輩は田畑の肥やしとして、皆のために役立ってもいる。といってもかなり昔の話だがな。だが、今だってこの広い世の中には、家の壁に吾輩をぬってる所だってあるんだぜ。そういう部屋は冬は暖かく夏は涼しい」

目クソと鼻クソは、糞も案外社会の役に立っているのかもしれないと思い始めてきた。さらに糞は自慢げに、

「糞の中にはバイオマス発電の燃料として利用できるものだってある。他にもまだあるんだ。ある鳥の糞にはな、リンが混じっていて、長年堆積すると、リン鉱石になるんだ。太平洋に浮かぶある島国は、そのリン鉱石のおかげで国の財政が豊かになったんだ。どうだ、驚いたか」

と、デカい糞は胸を張ったのだった。

少年と悪魔

その山奥には、口が耳元まで裂けた見るも恐ろしい悪魔が棲んでいるという。山の麓の村人たちの中にはその悪魔を見た者もあったが、出合うと青くなって一目散に逃げ帰ってきてしまったのだった。村人たちは山奥に入っていけなかった。

村に目の澄んだ一人の美しい少年がいた。少年はその悪魔を退治しようと決心した。野を走り川を泳ぎ体を鍛え、また的を目がけて石を投げる訓練をした。少年の腕はめきめき上達した。力も強くなり、村の男たちと組み打ちをしても少年の右に出る者はいないほどになったのである。

少年はある日の朝、悪魔を退治しようと村を出た。いくつもの谷を越え川を渡り、ついに悪魔を見つけた。悪魔は並の男の倍以上の大きさで、黒い毛皮をまとい顔も黒かったので全体に黒っぽく見えた。また耳も大きく、目は赤く血走っている。もじゃもじゃの大きな頭には鋭い角が二本生えていた。悪魔は洞窟の外で枝を燃やしウサギの肉を焼いて食べていた。

少年は少し怖かったが、勇気をふりしぼり悪魔に石を投げつけた。石は悪魔の頬のあたりに当たって落ちた。悪魔は驚いてふり返った。

「小僧、何をする⁉」

「世のため人のためお前をやっつけにきた」

少年はすかさず飛びかかり、こん棒で殴りかかった。悪魔の皮ふは固く厚い。しゃにむに殴っても悪魔にはさほど効き目がないようだった。悪魔はこん棒を振り払い、少年をつかまえるとぶんぶん振り回し投げ飛ばした。少年の体は簡単にふっ飛んでしまい、岩に頭をしたたかに打ちつけた。少年は意識がもうろうとする中で殺されるのかと思った。しかし、悪魔はしばらく少年の方を見ていたが、死んだとでも思ったのか洞窟の中へ入っていった。

やがて、少年は何とか自力で起き上がり、命からがら村へ戻ったのだった。

少年はどうしたらあの悪魔を退治できるのか、毎日そのことばかり考えた。そして、ついに思いつく。

少年は美しい村娘に変装し、酒を持っていくことにしたのである。村ではぶどうから酒をつくっていた。その酒は天にも昇るような旨(うま)さだった。酒を皮袋につめれるだけつめた。

少年は悪魔を見ると、今度は甘く優しい言葉で近づいていった。悪魔も美しい娘だったので余り警戒しなかった。

洞窟の中はランプに灯が点(とも)されうす明るかった。悪魔は木のコップを二つ用意した。

「この世のものとは思えないほどの旨さですよ」

少年は悪魔のコップになみなみと酒を注いだ。悪魔もまた少年のコップに酒を注ぎ、

「旨そうだが、お前先に飲んでみろ」

悪魔はけっこう用心深かった。少年が先に酒を飲むと悪魔は安心したのか、ぐいぐいと飲んだ。少年は、「なかなかお強いですね」などと微笑みながらいった。また自分は少ししか飲まなかった。悪魔は上機嫌で笑い、しゃべり、そして飲んだ。

そのうち悪魔は酔いが回ってきたのか、ぐうぐうといびきをかいて寝てしまった。少年はその様子を見すますと、懐から短剣を取り出し素早く悪魔の首をかき切った。あっという間だったので悪魔は声を出すことさえできなかった。

少年は大きく息をしながら、悪魔の首を手に外へ飛び出した。

「やった！　ついに悪魔をやっつけた」

少年は歓喜の声をあげた。その声に枝に止まっていた鳥が驚いて飛び立った。と、その時だった。辺り（あた）が白っぽく明るくなり光の輪ができ、その中に若く美しい女の天使が現れた。少年は天使が自分を賞讃してくれるのだと思った。天使はいった。

「お前は一体何をしたのですか？」

そこで少年はこれまでのことを説明した。しかし、天使はさらに聞いてくる。

「その者があなた方に何をしたというのですか？」

「………？」

少年には天使の意図が分からなかった。

「お前は何故その者を殺したのですか」

少年は答えられなかった。天使は厳しく少年を見つめた。

「その者が悪魔なのではない。悪魔はお前の心の中にある。お前の心の中の悪魔が、お前にその者が悪魔に見えるようにしたのだ」

天使はそういうと、少年にフーッと白い息を吹きかけた。

すると、少年の体は石のように固まった。次の瞬間、一塵の風が吹いたとみると、少年の体は砂のようにくずれ舞い散ったのだった。

ある老人の物語

あと何日かで百歳になろうかというその男Tは、今病室のベッドの中でこんこんと眠っている。Tの頭の中では、生まれてからこれまでの一世紀近い人生が、走馬灯のように駆けめぐっていた。

私は子どもの頃は比較的めぐまれた家庭に育った。父は中学の教員をやっていて母は専業主婦だったが、特に経済的に苦しかったなどという記憶はない。父と母の仲もそこそこ良好だったように思う。

しかし、それが急変したのは私が十九歳の時だった。両親が突然交通事故で亡くなったのである。即死だった。

私はその頃M美術大学に入学したばかりだったが、ショックの余りしばらく大学へ通えなかった。しかし、二、三ヶ月経ってやっと気を取り直し、また美術の勉強に励むようになった。

私は版画科に進み、色々な版種を学んだ後、最終的には木版画を専攻した。木版が自分の気性に一番合うと思ったのである。また木版画は江戸時代の北斎や広重などからの伝統もあり、日本で一流なら世界でも一流となる。私立の美大だったのでカネはかかったが、それまでの親の貯金などで何とか卒業することができた。できれば大学院まで進みたかったが、それだけの経済的余裕などあるはずもなかった。

私は父のつてを頼って何とか中学の美術の講師になることができた。正規の教員になってしまうと自分の作品をつくる時間がなくなると思い、初めから教員採用試験は受けなかった。

私は講師の職を得て何とか細々と生活した。私は週に四日働いた。それ以上だと自分の作品をつくるのにひびいたからである。その間、私立の高校などから正規の教員にならないかという誘いもあったが忙しくなりそうだったので断った。私は年に何回か版画コンクールに応募してみたものの結果は芳しくなかった。また年に一度は銀座で個展を開くようにしていたが、こっちも専門家などから特に注目されるなどということはなかった。勤務先の若い美術の女教師とそこそこの関係になったが、結局うまくいかなかった。何事もうまくいかず四十になった頃は、美術に対しての情熱も少し消えかけ、学校にいかない日は版画の制作もせず昼から酒を飲むことも珍しくなかった。

私の前半生、特に両親を失ってからは何も良いことがなかったように思う。何故私だけがこんなにもうまくいかないのだろうと思うと自暴自棄に何度もなりかけた。だから、誰でもいいから殺ってやりたいと思う人間の気持ちがそこそこは分かってしまうのだろう。

ところがである。私が四十も過ぎかけた頃、ニューヨークで行われた国際的な版画コンクールで私の作品が入選したのだった。しかも一等で。美術に関する情熱を失いかけた時に入選するというのは、それは不思議とはいえない不思議であろう。今まで国内のコンクールに応募しても、国際的なコンクールに応募したのは初めてだった。

自分の作品は国内よりも国際的に評価されるような作品なのかもしれない。国内ではさまざまな情実がからむ場合もあると聞く。例えば有力な美大の教授の後押しであるとか。

いや、単にちゃんとした作品がやっとできたということなのか。またあるいは……?

しかし、それからはトントン拍子に道が開かれていったのだった。国際的な大きな賞をとったので、国内でも無視できなくなったのだろうか。あの棟方志功のように。とにかくそれからは雪だるまがどんどん大きくなるような感じで全てのものごとがうまく運ぶようになった。あんなにうまくいかなかった今までは一体何だったのだろう。

私は講師の職を辞し、作品をつくることに専念した。名前が出たせいか、作品もどんどん売れた。大きなギャラリーから個展をやらないかという話も、ひんぱんに舞いこむようになった。費用もギャラリーもちである。もちろん売れた分の何パーセントかはギャラリーのオーナーの取り分となるが。

私はあるギャラリーのオーナーの娘と知りあい結婚することになった。年齢は二十代の後半くらいだろう。スラッと背が高く澄んだ目の美しい娘だった。やがて女の子が、しばらくして男の子が生まれた。

私は幸福だった。私はとても幸福になった。人生というのは一度うまくいきはじめれば、けっこうどんどんうまくいくものなのかもしれない。私にはカネも名誉もある。私は郊外に豪邸とまではいえないが、そこそこの家を建てた。もちろんそこには子ども部屋も私の広いアトリエもある。

子どもたちは二人とも健やかに成長し、やがて男の子は彫刻家に、女の子は美術の道ではないが、そこそこのピアニストになった。子どもたちがそれぞれ何かのアーティストになってくれるのが私の夢でもあったので本当に嬉しい。

私は九十を過ぎても杖をつかずに歩けた。しかし、半月ほど前自宅の階段で転んで入院してから寝たきりになってしまった。

妻は八十を超えたが、年の割には元気で丈夫である。入院してからは妻をはじめ、子どもたちや孫たちまでがしょっちゅう見舞いにきてくれる。私は幸福だ。本当に幸福だ。私ほど幸福な人間が他にいるだろうか。

だが、私の意識はしだいに混濁しもうろうとしてきている。そうか、私はもう終わりなのか。百年近く、そんなにも長く生きたのか。だが、あっという間だったような気もする。……♂♀卍●∞　チョン！

モニター画面が消えた。

「御臨終です」

ベッドの傍にいた初老の医師がいった。Tがついに亡くなったのである。周りに看護師たちがいるが、近親者はいないようである。

医師が「合掌」といい、しばらく皆、目をつぶり手を合わせた。それから、医師はベッドの中のTに近寄り、Tの頭に取り付けてある人工記憶装置を外した。若い男の看護師がいった。

「しかし、こんなことまでして幸福なんですかねえ、有り金を全部注ぎこんで」

「まあ、いいんじゃないか。本人は人生うまくいって、幸福になったつもりで死ねたんだから」

「つもりねえ……。でも、それだったら最初から最後まで完全に自分の理想通りの人生にすればよかったでしょうにね」

若い女の看護師である。医師はこともなげにいった。

「でも、それじゃあ面白くないと本人は思ったのかもしれない。前半は自分の実際の人生で、後半は自分がこうありたかったという夢の、理想の人生にしたかったんだろうね」

「確かにその方がドラマチックで面白いかも。それに記憶を全部つくりかえると高くつくからTさんにはちょっと無理だったかもね」

男の看護師はそういってから、また医師に、

「本当はTさんには大した才能はなかったんでしょ？　この年までそこそこ丈夫で長生きできたんだから、才能があったらとっくに芽が出るはずだもんね」

医師は笑っていった。

「だけど、まあ芸術なんてものは死んでから認められるっていうこともある訳だし……」

「無理、無理」

若い看護師たちは顔を見合わせて笑った。医師は苦笑いしながら、

「まあともかく、Tさんのような例もあれば、逆にKさんのような例もある訳だからね」

Kというのは長くこの病院に入院している著名な作家だった。Tとは同い年である。認知症が進み、今では自分が作家だということさえ分からなくなっていた。以前は大日本作家協会の会長をつとめていたこともあり、またノーベル文学賞の候補になったこともあった。妻や子どもたちが会いにきても、もう誰が誰なのか分からなかった。

二十一世紀も半ばを過ぎ、記憶は——ウソの記憶ということだが——人工的につくれるようになっていた。そのため自分がこういうふうになりたかったというにせの記憶を見ることができる装置を頭にとりつけて人生の最期を迎える者もけっこう多かったのである。その人工の記憶の中では、自分の思い描いた通りの人生を送れたつもりになれた。サッカー選手、芸術家、宇宙飛行士……。何にでもなれた。

しかし、仕事も恋もなど要素が多くなればなるほどその記憶の値段は高くなった。また同じサッカー選手でも、超一流の選手になった記憶なら、それはそれなりに値段がはね上がった。

一方、こんなことはやめた方がよいという意見も多く、国会でも取りあげられたが否決された。記憶をつくって売ることは、病院ばかりでなくそれにつながる企業の大きな収入になっていた。また、利益の一部は国へも流れていたのである。

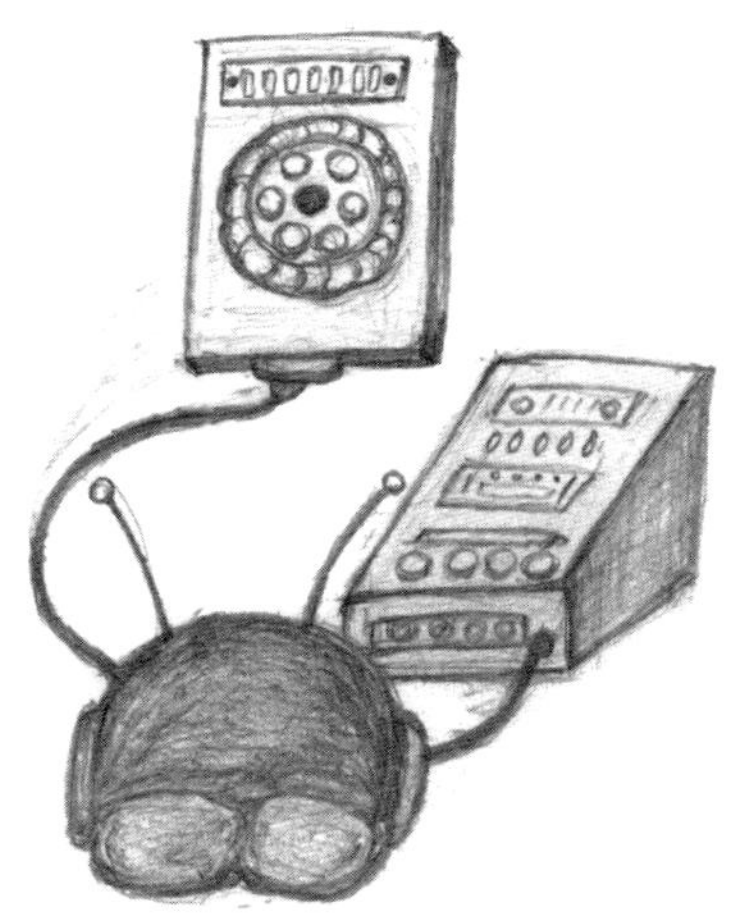

アンデルセン原作「紅い靴」より

紅い靴

夕闇の迫る野原で、若く美しい女が一人、紅い靴をはいて軽やかにまた優美に踊っていました。その様子を木陰から、十五、六歳の村娘がじっとうらやましげに見ていました。

ああ、私もあんな風に踊ってみたい、あんな風に踊れたらどんなにか素敵なことだろう。そうなったら命も何もいらない、と心の底からそう思ったのです。

村娘はその若い女を真似し、自分も身体を動かし踊ってみました。しかしもちろん、とてもその若い女のようには踊れません。村娘は踊るのをやめて、また若い女の踊る様子を、あこがれの眼差しで見続けたのです。

「お前さん」

と、その時、背後から村娘に声をかける者がいました。驚いて振り返ると、いつのまにかすぐ後ろに黒いマントをまとった背の高い白髪の老婆が立っていました。品の良い顔立ちですが、どこか怖(こわ)そうな感じもする老婆でした。

「お前さんもあんな風に踊ってみたいかい?」

「ええ」

村娘は、しっかり肯(うなず)きました。

「けどね、踊りはじめたらそう簡単にやめる訳にはいかないんだよ。はたから見てれば、踊るのは楽しそうに見えるかもしれない。だけど実際にやってみるときつくて辛(つら)いもんなんだ」

「でも、わたしやってみたいの」

村娘はそれだけはきっぱりというのでした。老婆はしばらく呆(あき)れたように村娘を見ていましたが、やがて「ホッホホ……」と笑い、

「そうかい、じゃあ、やってみるがいい。なに心配いらないさ。お前さんもあの女のようにすぐ上手に踊れるようになるよ、あの紅い靴をはけばね」

老婆は村娘を踊っている若い女のほうへ連れていき、

「さあ、もう充分踊ったろ？　今度はこの娘にその紅い靴を貸してやっておくれ」

若い女はやっと踊るのをやめ、額の汗をぬぐいました。

「おねえさん、いいの？」

村娘は窺（うかが）うようにたずねました。

「ええ、ちょうどよかった。とても疲れたのでそろそろやめたいと思っていたの」

若い女は紅い靴をぬぎ村娘に手渡しました。村娘は紅い靴を手に取り、身の震える思いがしたのです。間近（まぢか）に見る紅い靴は、上質の赤ワインのような深みのある濃い紅い色でした。村娘はおそるおそるその紅い靴をはいてみました。その様子を面白げに見ていた老婆が、

「さあ、踊ってごらん。きっと上手に踊れるから」

村娘は若い女の踊る姿を思い出しながら踊ってみました。初めは少しぎこちない動きでした。しかし、すぐに不思議なほど軽やかに、また初めてとしてはかなり上手に踊れるようになったのです。

村娘は傍(かたわ)らで見ている老婆へ嬉しそうに、

「お婆さん、わたし、踊れる、踊れるわ」

それから、若い女へ、

「おねえさん、ありがとう」

そんな村娘へ、老婆はきびしい口調で、

「お前さん、だけど少なくとも明後日(あさって)の夕方までは、どんなことがあっても踊り続けなきゃならないよ。自分からやりたいといい出したことなんだからね」

村娘は夕陽が沈み、うす暗くなりかけた中を、紅い靴に導かれるように夢中になって踊り続けたのです。

村娘が踊りながらふと辺(あた)りを見回すと、老婆も若い女もかき消すようにいなくなっていました。

やがて暗くなりましたが、村娘は月光の中をさらに踊り続けました。紅い靴のおかげか、村娘が軽やかに踊る姿は白鳥のようでした。

ところが――。

村娘が止まろうと思っても、紅い靴は村娘の意志を無視したかのように勝手に踊り続けるのです。まるで紅い靴自身が意志を持っているかのように。

村娘は踊りながら野原を通りぬけ、森の中へ入っていきました。のどが渇き死にそうに思った時、紅い靴のほうでも察したのか、やっと止まってくれて、森の泉の水を飲むことができたのです。その後も村娘は紅い靴に操（あやつ）られるようにひとりでに身体が動き出し踊り続けました。

村娘はしばらく踊って森をぬけると村の墓場に出ました。墓場では死者たちが踊る村娘を見て笑いながら声をかけてきました。

「娘さん、上手（うま）いねえ。こんな素晴らしい踊りは初めて見るよ」

パチパチッと大きな拍手も起こりました。

「すごい！　すごい！　一生懸命踊って早く踊り終わって私たちのところへいらっしゃいな。ホッホホ……」

「そうだ、そうだ。早くこっちへ来て仲良くやっていこうぜ。ハッハハ……」

村娘は怖（こわ）くてたまらず、急いで墓場を通りぬけました。樹上から「ホーッ、ホーッ」という声がしました。みみずくのまん丸い目が村娘を見下ろしていました。それは「アホーッ、アホーッ」といっているようにも聞こえました。

そのようにして、村娘は一晩中踊り続けたのです。どうしようもなく眠たくなると、紅い靴のほうでも分かってくれるのか、やっと止まってくれました。その時は木の株に腰かけ少しだけ眠るのですが、その後はまた踊り出すのでした。

村娘がまたしばらく踊っていくと、村道わきの小屋から首斬り役人が顔を出し、「よおーっ、娘さん！　ずい分と踊りが上手いじゃないか。ところで何てきれいな足なんだ。その足首斬らせてくれんかね？　しばらく首を斬ってないんでね」

村娘があわてて大急ぎで首斬り役人から踊りながら離れると、後ろから大きな笑い声が追いかけてきました。

やがて、夜が白々と明けてきました。初めのうちは青空に白い雲が浮かび天気が良かったので、村娘は気持ちよく踊れました。しかし、しだいに黒い雲が湧き出したとみると、滝のように雨が降り出しました。風も強くなり嵐のようでした。村娘はぬれねずみになりながら、その中をひたすら踊り続けました。また、気温もどんどん下がってきました。雨が首筋を伝い衣服にしみこみ、一際寒さがこたえたのです。

それでも正午を過ぎた頃から、しだいに風雨はおさまってきました。そのうち雨はやみ、雲の切れ目から日が射してきて、村娘の冷えきった身体も少しずつあたたまってきて踊りやすくなりました。

ところが、しばらく経つと、今度はしだいに照りつける日差しが強くなってきたのです。雲もなくなり、木陰を見つけようと思っても、広い野原に出てしまって辺りには何もないのでした。村娘の額からは汗がしたたり落ちました。

しかし、もうこれ以上暑さに耐えられないと村娘が思った頃、陽はしだいに傾き山の端に沈みはじめたのです。村娘はほっとしました。こうして、また夜がやってきて村娘はさらに踊り続けたのです。

そして、さわやかな朝を迎え、村娘は軽やかに踊り続けました。すると、村道を葬式の行列がやってくるのが見えました。長い間病床にふせっていた村娘の母親が亡くなったのです。村娘は行列の方へいったものかどうか少し迷いましたが、すぐに違う方へ踊り出しました。

その時、行列の先頭を歩いていた牧師が村娘に気づき、声をあげると村娘の方へ走ってきました。また行列にいた村男たちも牧師に続いて追いかけてきます。村娘は踊りながら牧師たちから逃げました。老婆から、今日の夕方まではどんなことがあっても踊り続けねばならない、ときつくいわれていたからです。牧師たちは村娘に追いつくことはできませんでした。

村娘はひたすら踊り続け、踊りにはさらに磨き（みが）がかかっていったのです。しかし、踊り続けることは辛く苦しいことでもありました。村娘はこの現在（いま）の苦しさから逃れたいとも内心思ったのです。

けれども、村娘の白鳥のように優美に踊る姿を、夕陽は地にくっきりと映し出していました。

「お前さん」

気づくと、いつのまにか老婆が姿を現していました。

「それじゃあ、そろそろ踊るのはやめるとするかい？　もう充分だろう」

「ええ……」

村娘は近くの切り株に腰かけ、紅い靴を脱ぎかけました。けれども、村娘は紅い靴を脱ぎかけたまま固まってしまい、じっと考えこんでしまったのです。私はもう本当に踊るのをやめてしまいたいのだろうか？　もしここでやめてしまったら、今まで自分が辛い思いでやってきたこと、またそのために棄ててしまったことなど、それらは一切無駄になってしまうのではないだろうか。

「どうしたんだい？」

老婆が村娘にたずねました。

「わたし、やっぱり……」

「何のために踊るんだい？　踊って何になるんだい？」

「それは――、何のためにもならないかもしれない。でも……」

「もうこのへんでやめといたほうがいいよ。そうじゃないと……」

老婆は村娘を優しく見つめ、しかしきっぱりいったのです。

「きっといつか後悔する」

村娘は唇をかみしめました。それから、やっと重い口を開いたのです。

「――そうかもしれない。多分そうだろうと思う。でも、踊るのをやめたとしても、きっとまたいつか後悔すると思うの。それくらいなら踊り続けたほうが」

老婆はそんな村娘をしばらくじっと見ていました。だがやがて、しょうがないねというように微笑んだのです。

村娘は再びしっかりと紅い靴をはき、今度はむしろ紅い靴をリードするように踊り出したのでした。

その村娘は現在(いま)はかなり年老いていますが、それでも野を山を、所かまわず踊り続けているということです。

著者プロフィール

奥沢 拓（おくさわ たく）

本名・小栗 哲至（おぐり てつし）
日本ペンクラブ会員、日本詩人クラブ会員、日本児童文学者協会会員
元公立中学校教員
著書：『新・怪談II　雪嵐の夜オオカミは恋をする』（2016年）、『新・怪談』（2015年）、『大姫と義高』（2008年）※以上、文芸社
『花の詩画集　漢字の詩　悲しいという字は』『一行詩　独身貴族いまはむかし』『詩集　こんな母ですが』※以上、土曜美術社出版販売
趣味特技：映画鑑賞、自転車散歩、剣道２段

学生時代、品川の自立劇団に参加。またその後劇団「新人会」（現「朋友」）の夜間俳優教室に通う。30代に入り「シナリオ講座」「シナリオ・センター」などでドラマづくりの基本を学ぶ。シナリオセンターでは池田先生、シナリオ講座（当時の校長は新藤兼人先生）では山内久先生に師事。40代に入り退職し、武蔵野美術学園で油絵、版画（専攻は木版）などを学ぶ。その後東京版画研究所で木版リトグラフを学ぶ。

詩は「詩と思想」研究会、「樹の会」などで学ぶ。

新・現代寓話集

2019年５月15日　初版第１刷発行

著　者　奥沢 拓
発行者　瓜谷 綱延
発行所　株式会社文芸社
〒160-0022　東京都新宿区新宿１－10－１
電話　03-5369-3060（代表）
03-5369-2299（販売）

印刷所　図書印刷株式会社

ISBN978-4-286-20215-0